내 몸과 친해지는
생활한의학

매일매일 쉽게 따라 하는 자연주의 건강법

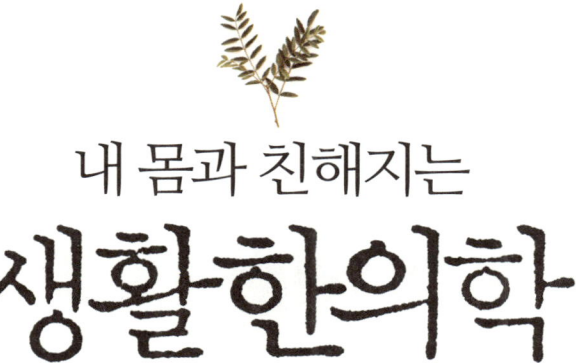

내 몸과 친해지는
생활한의학

김형찬 지음

북하우스

내가 아닌 우리의 기쁨을 알게 해준
아내와 아이에게 사랑을 전합니다.

들어가며

평소 본가에서 보내준 음식을 먹거나 생협 매장에서 식재료를 구입하다가 가끔 대형마트에 장을 보러 가면 진열대를 가득 채운 과자를 유심히 보곤 합니다. 그럼 아내는 "과자 먹고 싶어?" 하고 묻지요. 그럴 때마다 "아니, 그냥 보는 거야"라고 답하면 아내는 고개를 갸우뚱합니다. 그런데 저에게 이런 버릇이 생긴 것은 꽤 오래전이었습니다.

지금은 웬만한 음식은 가리지 않고, 먹어도 탈이 나지 않지만 어렸을 때는 과자만 먹으면 온몸에 두드러기가 나서 밤새 잠을 이루지 못했습니다. 그때는 이유도 잘 모르고 두드러기에 효과가 있다는 온갖 약들을 다 먹었는데, 지금 생각해보면 과자에 들어 있는 식품첨가물에 대한 알레르기였던 것 같습니다. 집에서 어머니가 해주는 간식을 먹으면 아무렇지도 않았으니까요.

하지만 어린 나이에 친구들이 다 먹는 과자의 유혹을 뿌리치기란 쉽지 않았습니다. 게다가 집 바로 옆에 가게가 있다 보니 하루에도 수십 번 마주치는 각양각색의 과자들이 내뿜는 유혹은 가히 치명적이었지요. 그때는 하루하루가 갈등과 선택의 연속이었습니다. 잘 참다가도 너무 먹고 싶어서 혹은 친구가 줘서 몰래 한 조각이라도 먹으면 온몸에 약을 바른 채 식구들이 몇 시간이고 부채질을 해줘야 했습니다. 괴롭기도 하고 미안하기도 해서 그때마다 다시는 과자를 먹지 않으리라 결심했지만 그런 일은 주기적으로 일어났지요. 그런데 신기하게도 중학교에 들어갈 무렵이 되자 두드러기 증상은 서서히 사라졌습니다. 하지만 그때의 강렬한 기억 때문인지 지금도 마트에 놓인 과자를 보면 묘한 감정이 교차하곤 하지요.

진료실을 찾아온 분들과 이야기를 나누고 스스로의 생활을 가만히 들여다보면 우리의 삶은 선택의 연속이란 생각이 듭니다. 물론 그 선택은 '과자를 먹을까 말까?' 하는 지극히 작은 것부터 '저 사람을 사랑해도 될까?'라는 인생의 중대한 문제에 이르기까지 그 종류와 무게가 셀 수 없이 다양합니다. 저는 그러한 크고 작은 선택들이 모여서 바로 우리의 인생이 된다고 생각합니다. 그리고 이것은 건강에도 똑같이 적용됩니다.

일상 속 우리의 생각과 감정 그리고 행동 들은 마치 약수가 한 방울 한 방울 떨어져 물통을 채우듯 우리의 몸과 마음에 기억되고 쌓여갑니다. 그중에는 건강에 도움이 되는 것도 있고 해가 되는 것도 있지요. 우리는 완벽하지 않고 살면서 늘 옳은 선택만을 하지도 않기 때문입니다. 이러한 선택들 속에서 우리는 시소가 균형을 잡듯이 건강과 질병을 경험하며 살아갑니다. 아주 건강할 때도 있고 그냥 괜찮을 때도 있고 병에 걸려 호된 경험을 할 때도 있습니다. 살면서 늘 좋은 일만 있지는 않은 것처럼 말이지요.

　당연한 이야기지만 가능하면 건강에 무게중심을 두고 사는 것이 좋습니다. 또한 아프더라도 며칠 지나지 않아 툭툭 털고 일어날 정도이면 좋겠지요. 중한 병, 난치병은 설사 그 치료법이 있다 해도 피하는 것이 좋습니다. 치료를 한다 해도 이후에 치러야 할 대가가 만만치 않으니까요. 그러기 위해서는 그냥 지나치고 마는 평범한 일상에 조금 더 관심을 갖고 정성을 기울여야 합니다. 하루하루를 어떻게 살았는가에 따라 너무도 정직하게 반응하는 것이 바로 우리의 몸과 마음이니까요. 제가 생각하는 건강의 핵심은 바로 내가 살고 있는 '지금의 삶'에 있습니다. 그런 의미에서 최고의 건강법은 나와 내 삶을 잘 다루는 기술이라고 생각합니다.

　이를 위해서는 우선 내 몸과 마음을 다루는 기본적인 방법을 알고 이해해야 합니다. 기본을 알지 못한 채 무턱대고 남들이 하는 대로 따라하면 때론 해가 되기도 하며 기대한 효과를 거둘 수 없습니다. 방법을 알았다면 아무리 사소한 것이라도 그것을 실천해야 합니다. 시험을 볼 때 아는 문제라도 답을 못 적으면 점수를 얻을 수 없듯이 아무리 많은 지식을 습득했다 해도 행동으로 옮기지 못하면 아무런 소용이 없습니다. 실천에 약간의 즐거움이 따른다면 금상첨화겠지요.

　저는 이 책에서 무슨 비법을 이야기하지 않습니다. 여기에 담긴 내용들은 그림으로 치면 바탕이나 여백과 같습니다. 특별히 눈에 띄지는 않지만 가장 기본이 되고, 없으면 안 되는 것이지요. 건강이란 관점에서 삶을 이해하고, 건강에 도움이 되는 기법들을 일상 속 작고 쉬운 실천에 담으려 노력했습니다. 거기에 몸과 마음을 길들이는 과정에서 얻을 수 있는 즐거움과 여유를 자연스럽게 숨겨두었지요.

저는 이 책이 세상에 넘쳐나는 수많은 건강법에 하나를 더하는 것이 아니라, 그것들을 판단하고 받아들이는 안목과 힘을 키우는 데 도움이 되었으면 좋겠습니다. 또한 스스로의 건강을 잘 다루지 못하면 많은 대가를 치러야 하는 시대에 부족하나마 작은 쓰임새가 있으리라 생각합니다.

이 책을 읽는 분들이 질병에 대한 불안과 강박에서 벗어나 조금 더 여유롭고 자유로운 삶을 즐기길 바랍니다!

―감사합니다.

사람이 혼자서는 살 수 없는 것처럼 이 책도 많은 분들의 도움이 없었다면 세상에 태어나지 못했을 것입니다. 제 글이 세상에 알려질 기회를 준 키워드 가이드 분들, 정말 성실하고 열정적으로 멋진 책을 만들어준 북하우스 식구들, 원고의 최초 독자이자 사랑스런 비평가인 아내 서령이, 우리의 삶이 본래는 기쁨으로 가득했음을 가르쳐주는 딸 다연이, 그리고 언제나 든든한 삶의 뿌리가 되어준 가족들. 이 모든 분들이 있어서 지금의 저와 이 책이 존재할 수 있습니다. 평소 전하지 못한 고마움과 사랑을 전합니다!

차례

들어가며 6

1장 왜 생활한의학인가
불안한 당신을 달래주는 비타민, 교양의학 17
의료는 산업일까? 문화일까? 23
당신이 꿈꾸는 건강한 사람은 어떤 모습인가요? 28
바라보기, 인정하기 그리고 화해하기 32
의사랑 친구하실래요? 35
미병을 다스려야 진짜 명의 39
성인병의 시대를 넘어 '생활습관병'의 시대로 41
구르는 돌에는 이끼가 끼지 않는다 43
교양의학은 개인의 예방의학 45
나를 건강하게 길들여주는 생활한의학 48

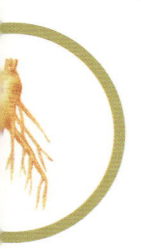
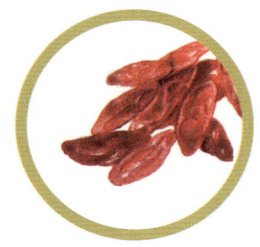

2장 한의학은 자연의학이다
한의학, 어디까지 아시나요? 55
한의학 종결자-음양오행과 기 57
한의학이 바라보는 몸 64
한의학적 인체의 화룡점정, 기 69
한의학의 치료 원리 72
알고 보면 별것 아닌 한의학 용어들 76
난 태양인, 넌 소음인. 어디까지 믿어야 할까? 78
이것이 궁금해요, 한의학 Q&A 82

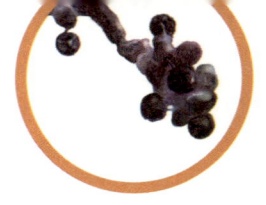
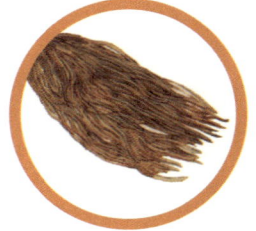

3장 평범하지만 강력한 하루 건강법

하루가 쌓이고 쌓여서 건강한 삶으로 97
하루 15분, 내 몸을 바꾸는 체조 99
생활습관으로 지키는 건강 체조 108
내 몸의 70%, 물 132
건강한 피부, 하얀 치아를 위해 136
아직도 한 끼 때우시나요? 142
나른한 오후에 찍는 쉼표 149
스트레스, 한의학에서는 어떻게 볼까요? 156
잘 마시면 천하제일의 약, 술 157
『동의보감』의 음주 12계 162
나는 걷는다, 고로 나는 건강하다 163
지치고 집중력 떨어지는 야근, 해결책은? 169
힘든 오늘을 씻어내는 현명한 방법 171
약욕할 때의 일반적인 주의사항 179
내일을 위해 Good night! 180
『동의보감』의 잠 잘 자는 법 184
주말에는 수렵채취의 신석기인으로 돌아가보세요 185
마음속에 작은 파문을 일으키세요 186
건강을 위한 12가지 처방전 188

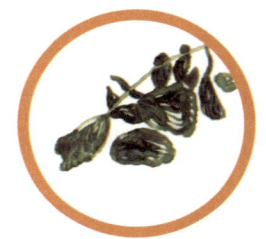

4장 교양인의 건강비법, 약차

내 몸을 관리하는 최고의 방법 195
이 차에 담긴 뜻을 아시나요? 198
전통 약차를 편하고 모던하게 즐기는 법 201
골라 마시는 재미가 있는 약차 206
약차 조합 응용편 228
알아두면 편리한 한약재 구입법과 관리법 231
약차의 꿈 234

궁금하면 잠 못 드는 분들을 위한 약차 속 약초 이야기 237
갈근 | 감국 | 감초 | 건강 & 생강 | 검은깨 | 검은콩 | 곽향 |
구기자 | 길경 | 당귀 | 두충 | 맥문동 | 모과 | 박하 | 방풍 |
백지 | 백출 & 방출 | 복령 | 복분자 | 사삼 | 산사 | 산수유 |
산약 | 산조인 | 석창포 | 세신 | 소엽 | 숙지황 | 시호 | 신이화 |
오미자 | 우슬 | 육계 | 의이인 | 인삼 | 작약 | 지구자 | 지실 |
진피 | 천궁 | 천문동 | 치자 | 하수오 | 향부자 | 황금 | 황기 |
황련 | 후박

5장 일상다반사 클리닉

건강하고 싶은 나를 위해 257

머리 259
두통 | 어지러움과 구토 | 빈혈

이목구비 263
안구 건조 및 통증 | 비염 | 코피가 자주 날 때 | 잇몸 출혈 및 통증

소화기 268
소화불량 | 변비가 심할 때 | 화장실을 유독 자주 갈 때 | 생리통

팔다리 및 목과 허리 274
목과 어깨의 근육 뭉침 및 통증 | 편도선염 및 기침 | 손발이 찰 때 |
손목 통증 | 허리 통증 | 무릎 통증

피부 282
다한증 | 피부 트러블 | 모발의 문제 | 잘 깨지는 손톱

마음 288
무기력증 | 우울증 | 분노 조절이 안 될 때 | 불면증

기타 질환 293
몸살 기운이 있을 때 | 만성피로 | 잠버릇이 안 좋을 때

1장

왜 생활한의학인가

건강과 친구하면서 여유 있게 살 것인가?
아니면 병을 겁내면서 불안하게 살 것인가? 하는 것은
어떤 생활습관으로 나를 길들이느냐에 달려 있다고 할 수 있습니다.
그런 의미에서 생활한의학은 나를 건강하게 길들이는 과정에서
좋은 코치가 될 수 있을 것이라고 생각합니다.

불안한 당신을 달래주는
비타민, 교양의학

제 경우에는 특정 질병이나 연령대를 정해서 진료하지 않기 때문에 진료실을 찾는 분들이 참으로 다양합니다. 이제 막 걷기 시작한 아기, 에너지가 넘치는 청춘남녀, 보기 좋게 나이 들어가는 중년의 부부 그리고 머리에 서리는 내렸지만 눈에는 열정을 담고 계시는 멋진 어르신까지……. 늘 어딘가 불편하고 아파서 오는 분들이지만 이분들이 들려주는 다양한 이야기는 책보다 더 재미있고 깊이 있는 공부이면서 가끔은 그분들을 치료하겠다고 나선 저 자신을 위로해주고 치유해주는 묘한 힘마저 있습니다.

그런데 가끔은 우려스럽거나 '이것은 너무 과한데' 하는 생각이 들 때가 있습니다. 한껏 뛰어놀아야 할 때 그러지 못해 속에 화를 품은 아이, 과도한 다이어트 때문에 몸매도 건강도 놓친 아가씨, 취업 때문에 어깨마저 움츠러든 청년, 계속된 병원 순례로 불신과 우울증을 얻은 아주머니, 몸을 망가뜨린다는 것을 알면서도 일을 멈출 수 없는 아저씨, 스트레스도 없지만 인생에 즐거울 것도 없다는 웃음이 사라진 얼굴 그리고 오래된 지병이 삶까지 병들게 만들어버린 사연들. 진료실을 찾아온 분들을 상담하면서 그분들의 말을 통해, 때론 입이 아닌 몸이 말하는 이야기들을 듣고 있노라면 지금의 시대를 건강하게 산다는 것이 참으로 어려운 일일지도 모른다는 회의감마저 들 때가 있습니다.

게다가 최근에는 의료의 과잉이랄까, 그런 현상도 눈에 띕니다. 스스로에게 '왜?'라는 질문을 던질 여유를 주지 않는, 내 의도와 상관없이 쏟아지는 지식과 정보 속에서 우리는 자칫 잘못하면 길을 잃을 수도 있습니다. 일단 이 미로 속에 발을 들여놓으면 병의 근본적인 원인이 되는 개인의 삶을 돌아보고 바꾸는 것보다는, 당장의 급한 불을 꺼주는 많은 '치료적인 행위'들을 더 중시하게 됩니다. 그리고 어느새 생각의 초점은 어떻게 하면 건강할 수 있을까가 아니라 어떻게 하면 이 병을 없앨 수 있는가에만 맞춰집니다.

우리는 마음만 먹으면 하루 내내(인터넷은 물론 건강에 관한 방송국까지 등장했으니까요) 건강 정보를 접할 수 있습니다. 수많은 의료인들이 전파를 타고 등장해서는 정보 전달인지 의료 광고인지 분간하기 힘든 내용들을 이야기하고 새로운 약과 치료법을 소개합니다. 또한 '뭘 하거나 뭘 먹으면 병에 안 걸리고 건강할 수 있다'라는 식의 방송은 건강 프로그램의 오래된 단골 메뉴이지요. 이런 식이니 세상의 모든 병은 곧 정복되고 우리는 질병에 대한 근심 없이 타고난 수명만큼 혹은 그 이상 건강하게 살 수 있을 것처럼 보입니다(실상 이런 노력은 인류의 긴 역사 동안 늘 지속되어왔지요). 그런데 얼마 전 이러한 흐름에 '건강검진 받으세요. 전문의와 상담하세요'라고 요약할 수 있는 조금 새로운 패턴이 나타나기 시작했습니다. 그리고 화면에는 중병에 걸려 위독해진 사람과 시기적절한 진단 및 치료로 건강을 회복한 사람들이 밝게 웃는 모습이 같이 등장합니다.

이런 내용을 접하면 일단은 '아! 맞아. 병에 걸리기 전에 미리 검진을 통해 발견하는 것이 중요하지. 그리고 이왕이면 첨단기계가 있는 대형병원에 가서 그 분야의 전문가와 상담을 하고 치료받는 것이 좋지'라는 생각이 듭니다. 그런데 저 같은 경우는 광고의 효과가 머릿속에서 조금씩 지워질 즈음이 되면 마음속에서 의심이 스멀스멀 피어오르기 시작합니다. 그 의심의 주된 내용이란 '물론 병을 조기에 발견하는 것도 중요하지만 그 병에 걸리지 않는 것이 더 중요할 텐데 왜 그 이야기는 잘 하지 않을까?' '왜 모든 사람들을 잠재적으로 중병에 걸릴 예비환자 취급을 하는 것일까?'(물론 모든 사람을 예비적 사자死者로 여기는 생명보험과 상조회사 광고도 버젓이 있습니다만) 하는 것이지요. 그리고 조금 더 생각을 이어나가면 늘 그 끝에서 '불안과 공포'라는 단어와 만나게 됩니다.

사람은 역설적이게도 살아 있기 때문에 본능적으로 질병과 죽음을 불안해하고 두려워할 수밖에 없는 모순을 숙명으로 안고 살아갑니다. 어쩌면 이러한 본능이 의학을 발전시키는 근본적인 힘일지도 모릅니다. 그런데 최근에 벌어지고 있는 의료의 경향은 이러한 불안을 너무나 잘 '이용'하고 있는 것처럼 보입니다. 단적으로 말하자면 '불안한 현대인을 겁주고 있다'라고 할까요? 제 눈에는 불확실함을 확실함으로 보이게 하는 전문적인 지식을 이용해 건강을 담보로 사람들을 위협하고 있는 것처럼 보입니다.

해가 가면 갈수록 진료실에서 듣는 이야기들 속에 알 수 없는 불안이 점점 증폭되는 것을 느낍니다. 사람들의 표정, 말 그리고 병에 대한 태도에서 갈수록 여유가 사라지고 서두르는 기색이 역력합니다. 이유가 뭘까? 곰곰이 생각해보다가 나름대로 불안의 원인이라고 생각되는 몇 가지를 발견했습니다.

1 언론에서 다루는 건강 정보들의 내용이 너무나 단편적이고, 증상과 해법만 있을 뿐 정작 중심이 되는 사람이 빠져 있습니다. 게다가 누구도 제공된 정보에 대해서 책임지지 않죠. 좀더 원색적으로 말하면 '이러면 좋다, 아니면 말고' 식의 정보가 난무합니다. 그러다 보니 듣는 입장에서는 도무지 뭐가 뭔지 판단하기가 어렵습니다.

2 대형병원은 하나의 생명체처럼 자체 시스템으로 돌아가고 있어서 질병이란 이름표를 붙이고 그 속에 들어서는 순간, 개인은 사라지고 병명만을 지닌 익명의 누군가가 되어버립니다. 너무나 거대해지고 절대적인 힘을 가진 의료시스템은 개인을 무력하게 만듭니다.

3 인간의 몸은 기계가 아닌데도 사람들은 너무나 절대적인 잣대로 자신의 건강을 가늠합니다. 그리고 기준에서 벗어나면 마치 큰일이 날 것처럼 이야기합니다. 늘 100점을 맞지 않았어도 우리는 건강하고 행복하게 잘 살아왔는데 말이죠.

4 환자 스스로 본인의 몸과 마음 상태를 인정하지 않는 심리적 방어기제가 불안의 한 원인이 됩니다. 또한 다른 사람과 자신을 동일 선상에서 비교하고 판단하는 잘못을 저지르기도 합니다. 나를 있는 그대로 받아들이고 인정하는 것은 어쩌면 가장 어려운 일일지도 모릅니다. 하지만 나만은 다를 거라든가, 남이 그러니까 나도 그럴 것이라는 태도 모두 현실을 왜곡할 뿐입니다.

5 의사와의 관계 정립에 실패하는 경우가 있습니다. 의사는 어디까지나 나를 도와주는 사람이라는 인식이 필요합니다. 내 몸의 주인은 나이고 그에 대한 최종 결정을 내리는

것 또한 어디까지나 내가 되어야 합니다. 그런데 의사나 의료시스템에 너무 의존적이거나 배타적인 경우에는 제대로 된 결정을 내리기 어려워집니다.

6 건강과 질병 그리고 내 몸과 마음에 대한 상식적인 지식과 관리요령의 부재도 불안을 증폭시킵니다. 스스로 기준이 될 만한 뿌리가 없으므로 바람과 같은 정보에 흔들리고 작은 변화에도 당황하게 됩니다. 모든 일이 그렇듯이 내가 흔들리면 온 세상이 다 흔들리게 됩니다.

그런데 한 가지 재미있는 사실은 일반적인 기준에서 많이 안다고 하는 사람들일수록 이러한 불안이 더 크다는 점입니다. 말하자면 알면 알수록 불안해지는, 일종의 '아는 것이 병'인 현상이 벌어지고 있는 것이지요. 좋은 지식과 앎이란 내가 그것을 통해 성장하고, 알면 알수록 그것에서 자유로워져야 하는데 의료에 관한 지식은 어떻게 된 것이 알면 알수록 사람을 불안하고 강박적으로 만듭니다. 제대로 된 정보를 전체적인 관점에서 정확하게 해석해야 하는데 목적성을 가진 편벽된 정보를, 그것도 너무 많은 양을 여과장치 없이 받아들이다 보니 배탈이 나는 것이지요. 생각해보면 앞으로 가면 갈수록 건강에 대한 정보는 넘쳐날 것이 분명하고 이것을 어떻게 조절할 수는 없을 것입니다. 그렇다면 결국 이것을 받아들이는 '틀', 즉 우리가 제대로 판단할 수 있는 능력을 키우는 것이 최선이라고 생각합니다.

이러한 힘을 저는 '교양의학'이라고 부르려 합니다. 과거와 달리 지금은 알고자 하는 정보에 접근하기가 너무나 쉽습니다. 인터넷의 확산은 지식의 확산을 가속화했고, 최근 유행하고 있는 소셜 네트워크 시스템을 이용하면 각 분야의 전문가들에게 궁금증을 물어보고 직접 대답을 들을 수 있는 시대가 되었습니다. 조건은 거의 완벽하게 갖춰진 것이죠.

다만 한 가지 해결해야 할 문제가 있는데 그것은 바로 이러한 지식들을 꿸 기준이 필요하다는 것입니다. 같은 내용이라도 어떤 관점에서 보는가에 따라 전혀 다른 것이 될 수 있기 때문입니다. 그리고 이 기준이 되는 지식은 어떤 특정 분야에 한정된 것이 아니라 건강과 질병 전체를 바라볼 수 있는 것이어야 합니다. 다시 말해, 나무보다는 숲을 바라볼 수 있는 것이어야 하고, 상식적으로 납득할 수 있는 단순하고 쉬운 것이어야 하며, 일상생활에서 누구나 스스로 실천할 수 있는 간단하고 실용적인 것이어야 한다고 생각합니다. 복잡다단한 현대사회에서 몸도 마음도 건강하게 살아가기 위한 최소한의 상식적 실천지가 바로 '교양의학'인 셈입니다.

의료는
산업일까? 문화일까?

'적을 알고 나를 알면 백번 싸워도 위태롭지 않다'라는 손자의 말은 많은 분들이 알 것입니다. 이 격언은 건강에 있어서도 마찬가지입니다. 모든 병을 예방하고 전혀 아프지 않으며 산다는 것은 불가능한 일이겠지만, 의료를 알고 나를 돌아볼 수 있으면 최소한 겁먹지는 않고 제정신으로 적합한 판단을 내릴 수 있다고 생각합니다. 그럼 '교양의학'의 첫 단추로서, 지금의 주류의학을 어떻게 볼 것인가에 대해 이야기해보겠습니다.

초등학교에서 고등학교까지 여러 번 배우는 산업분류표에 의하면 의료는 3차 서비스 산업에 속합니다. 제가 이 부분에 대해서 약간 다른 시각으로 보게 된 것은 솔직히 얼마 되지 않았습니다. 학창 시절에는 '우리가 생존하는 데 절대적으로 중요한 것들을 흙과 물과 산에서 얻는 일이 왜 마치 덜 중요하고 시대에 뒤떨어진 것으로 취급받는 것일까?' 하며 막연하게 생각했던 기억이 납니다. 그러다가 한의학을 공부하고 환자분들을 통해 세상에 대한 다양한 생각들을 접하면서 이제까지 배워왔던 것들이 거짓말은 아니지만 꽤 의도적으로 현실의 일부만을 전달하고 있다고 생각하기 시작했습니다. 이와 동시에 의료를 산업, 그것도 3차 서비스 산업으로 보는 사실에 대해서도 조금 다른 관점에서 보게 되었습니다.

아마 많은 분들이 2009년 전 세계를 공포로 몰고 갔던 '신종플루'를 기억하고 계실 것입니다. 버스나 지하철에서 기침하는 사람은 모두가 피했고, 범국민적인 손 씻기 운동(신종플루는 호흡기 전염병인데도 말이죠)이 벌어지고 손 소독제가 불타나게 팔려나갔습니다. 예방접종약과 유일한 치료약으로 알려진 약품은 품귀 현상을 빚었고 제약회사들의 주가는 상승했지요. 신종플루가 이전에 유행했던 독감들과 크게 다르지 않다는 발표에도 사람들의 불안은 쉽게 가라앉지 않았고 언론은 이를 더욱 부추겼습니다.

그런데 문제는 이 공포의 바람이 불고 난 이후 결과를 보니 그동안 알려진 내용들이 사실보다 많이 부풀려졌다는 것이었지요. 냉정히 보면 이 사태는 사람들의 공포와 불안, 의료산업체의 이윤 추구, 보건기구의 명확하지 않은 대처 그리고 언론의 자극적인 기사들이 만들어낸 일종의 해프닝이었다고 생각됩니다. 그리고 언제나 가장 고통을 겪는 것은 그냥 평범한 사람들이지요.

'의료 산업'에서 이런 일들은 늘 일어납니다. 사람을 건강하게 하고 고통 속에서 구해줘야 할 의료도 산업이라는 이름을 달고, 이윤 추구를 제일 목적으로 삼아 어떤 식으로든 경쟁에서 살아남아야 하는 기업의 영역에 들어가면 그 본분을 잃어버리게 되는 것이지요. 많은 사람들을 먹여 살려야 하는 대형의료기관은 이런 흐름에 휩쓸리기가 쉽습니다. 물론 작은 동네의원도 규모의 차이일 뿐 마찬가지이지요.

또 한 가지, 최근의 의료에서 재미있는 현상은 패션에서 특정 스타일이 인기를 끌었다가 사라지는 것처럼 치료 기술에도 유행이 있다는 것입니다. 요통 환자를 예로 들어보면 80년대부터 90년대 초까지 돌출된 디스크를 화학적으로 녹여내는 수핵용해술이 인기를 끌었다고 합니다. 수술 없이 간편하게 디스크양을 줄일 수 있었기 때문이지요. 그런데 주사약을 맞은 일부 환자들이 과민성 쇼크를 일으켜서 지금은 쓰이지 않는답니다. 이후에는 레이저를 이용하는 수핵감압술이 새롭게 등장해 각광을 받았으나 이 역시 뚜렷한 효과를 증명하지 못했고, 최근에는 디스크를 갈아 끼우는 인공추간판치환술이 소개되어 주목을 받고 있습니다. 하지만 효용성에 대해서는 결론이 나지 않은 상황이라고 합니다. 이것뿐만 아니라 최근의 의료 광고를(한·양방 가리지 않고) 보면 '최신' '첨단' '최고' '고급' '세계적인' 같은 단어들이 쓰입니다. 생명을 다루는 의학이 유행을 따라서 피고 지는 상품이 되어버린 느낌입니다.

그런데 과연 의료에는 '서비스' 또는 '산업'이라는 측면만 있는 것일까요? 또한 현대의 주류의학이 유일한 방법이고 최선일까요? 의료를 이렇게 한정지어버리면 우리가 흔히 이야기하는 적자생존, 강자독식의 자본 논리에 종속될 확률이 커집니다. 리 호이나키의 책 『정의의 길로 비틀거리며 가다』에 소개된 일화는 이러한 의문에 대해 생각할 거리를 줍니다.

호이나키의 친구 중 아일랜드에 사는 한 친구의 등에 혹이 하나 났다고 합니다. 그런데 이 친구는 의사를 찾아간 것이 아니라 주변 사람들과 의논을 합니다. 그러고는 그들과 함께 신부를 찾아가서 의식을 행하고 성유를 발라달라고 하지요. 의식에 참여한 사람들 모두 진심으로 그 친구의 쾌유를 위해 기도했고요. 그런데 신기하게도 몇 주 후에 혹이 사라졌다고 합니다. 비슷한 시기에 호이나키의 또 다른 친구인 미국인 교수도 목에 혹이 있는 것을 발견했습니다. 이 친구 또한 어떻게 해야 할지를 지인들과 상의하고 병원에서 진단을 받았는데 결과는 '암'이었습니다. 그 후 우리가 익히 알고 있는 항암치료가 시작됩니다. 암을 치료하기 위한 것이지만 환자에게는 상당한 고통이 따르는 그런 과정들이지요. 그런데 이 힘든 과정을 겪으면서도 호이나키의 친구는 현대의학에 대한 신뢰를 잃지 않습니다. 증상이 악화되는 와중에도 나름대로 치료와 자신의 상태에 대해 합리적 이유를 찾으려 하고 희망을 잃지 않습니다. 하지만 결국 마지막에는 무균실에서 고통받다가 죽음을 맞이합니다.

물론 이 일화는 사실이긴 하지만 정말 극적이고 서로 상반되는 이야기입니다. 이 일화에는 병의 경중이나 치료법의 효과를 떠나, 우리가 건강과 병을 어떻게 바라봐야 하는지에 대한 중요한 메시지가 담겨 있다고 생각합니다. 즉 한 사람이 살아가면서 겪게 되는 질병을 어떻게 바라보고 치유할지는 다양한 선택지가 있는, 좀더 나아가면 개인의 인생관에 따른 취향의 문제라고도 할 수 있다는 것입니다. 그리고 이러한 개인의 선택은 다양한 요소들의 영향을 받습니다. 그런 의미에서 의료는 삶과 죽음 그리고 건강과 질병을 어떻게 볼 것인가를 결정하는 인생관과도 관련 있고, 넓게는 인간이 만들어낸 문화와도 관련 있다고 생각합니다. 말하자면 절대적으로 옳거나 꼭 하나만을 선택해야 하는 기준이란 없다는 것이지요.

현대 서양의학이 전 세계에서 주류의학으로 자리잡기 전에는 각 지역마다 그리고 민족마다 수많은 자생의학들이 존재했습니다. 그리고 삶과 죽음의 문제를 다루는 의학은 당연히 그곳 사람들의 인간관, 자연관 그리고 우주관과 밀접한 연관을 가지고 있었지요. 하지만 많은 전통의학들은 비과학적이라는 불명예를 안고 서양의학에 밀려나기 시작합니다. 그리고 대부분의 사람들은 한 가지 관점, 즉 지금의 주류의학이 건강을 위한 유일한 방식인 것처럼 여기고 살아갑니다. 그런데 어떤 존재든 결점 하나 없이 완벽할 수는 없고, 어떤 분야든 한 가지로 통일되었을 때보다는 다양성이 보장되었을 때 훨씬 더 발전가능성이 많은 법입니다. 이것은 의료에 있어서도 마찬가지라고 생각합니다.

여러 민족 그리고 여러 지역에서 발달한 의학은 분명 어떤 현실적인 이유와 효과가 있었기 때문에 존재하고 발전해왔던 것이지요. 저는 다양한 의학체계가 동일한 수준에서 논의되며 독립적으로 서로 영향을 주고받으면서 발전해나가는 모습이 좋다고 생각합니다. 이렇게 되면 의료소비자들은 보다 효과적인 방법 또는 효과가 같더라도 본인에게 좀더 편안한 방법을 선택할 수 있을 것이고, 의료인들도 좀더 유연하고 개방적으로 생각할 것입니다. 다양한 이론이 공존할 때, 비로소 의학은 훨씬 더 역동적으로 발전하고 많은 사람들에게 도움을 줄 수 있을 것이라고 생각합니다.

당신이 꿈꾸는 건강한 사람은 어떤 모습인가요?

우리가 건강하기 위해서는 의료시스템이 아닌 '사람', 병보다는 '건강'을 중심을 두고 다양한 관점에서 가장 적합한 방법을 찾는 것이 최선의 선택이라고 생각합니다. 그런데 이 '환자 중심, 다양성의 의학'이란 변화를 잘 이루어내기 위해서는 먼저 '건강이란 도대체 무엇인가?' 하는 질문에 대한 답을 구하고 넘어가야 합니다.

    많은 사람들이 "건강하게 살고 싶다"라고 이야기합니다. 하지만 가만히 각자의 이야기를 들어보면 모두 바라는 바가 다르지요. 암이나 치매 같은 중병에 걸리지 않기를 바라기도 하고, 100세가 넘게 오래도록 살기를 바라는 사람도 있고, 나이가 들어도 젊음을 유지하거나 모델과 같은 몸매를 갖는 것이 건강이라고 생각하는 사람도 있습니다. 이런 차이가 생기는 것은 아마 한 사람 한 사람이 모두 삶의 모습이 다르고 인생에서 원하는 바가 다르기 때문일 것입니다.

우리가 그토록 바라는 '건강'이건만 "바로 이것이 건강이다!"라고 단정지어 말하기는 어렵습니다. 하지만 이 생각을 잘 정리해야 살면서 부딪치게 될 문제들을 처리할 수 있는 틀이 잡히니 그냥 넘어가서는 안 됩니다. 먼저 다른 사람들이 어떤 식으로 말했는지를 살펴보는 것이 생각을 정리하는 데 도움이 될 것입니다.

- 단지 질병이나 손상이 없을 뿐만 아니라, 신체적·정신적·사회적으로 완전히 안녕한 상태 **세계보건기구(1948)**
- 인간이 살아가면서 여러 목표를 성취할 수 있고, 이에 필요한 모든 활동을 가능하게 만드는 기능적인 상태 **핸런(보건학자, 1973)**
- 건강이란 신체적 능력뿐만 아니라 사회적·개인적 자원을 강조하는 하나의 긍정적인 개념으로서, 생활의 목표이기보다는 일상생활에 있어서의 자원으로 간주되어야 한다. **세계보건기구 오타와 헌장(1986)**
- 최적의 건강이란 개인이 도달할 수 있는 최적의 건강 상태로, 신체적·정서적·사회적·영적·지적인 영역들이 알맞게 균형 잡힌 상태를 말한다. **오도넬(보건학자, 1996)**
- 행복의 바퀴(Wellness wheel)란 신체적·정서적·지적·환경적·문화적·직업적·창의적·영적·사회적인 요소들이 어우러져 더 나은 삶을 위해 지속되는 과정이다. **와이드먼 웰니스 센터(1998)**

다양한 의견들을 살펴보니 확실하게 '이거다!'라고 말할 수는 없지만 몇 가지 기준은 세울 수 있을 듯합니다. 먼저 건강은 우리가 살아가는 인생의 모든 측면과 밀접한 관계가 있다는 것입니다. 처음에는 몸과 정신이 무탈하고 사회생활이 원만하면 건강한 줄 알았는데 다시 보니 영적인 측면이나 감정의 측면도 중요하고, 더 넓게 보니 환경도 문화도 소홀히 할 수 없게 되었지요.

다음으로 건강은 굉장히 동적인 개념이라는 것입니다. 앞에서 나열한 단어들을 가만히 살펴볼까요? '신체' '정신' '정서' '사회' '영' '환경' '활동' '균형' '과정' 등등. 이러한 것들은 모두 끊임없이 변화하고 있습니다. 움직이고 변화한다는 것은 한 생명이 살아 있다는 증거이기도 합니다. 또한 여기에는 혈압, 혈당, 콜레스테롤 수치, 그리고 비만지수와 같은 이야기는 나오지 않습니다. 즉, 건강이란 것은 어떤 정형화된 수치로 나타낼 수 없는 동적인 상태라는 것입니다. 절대적인 기준으로 평가하는 것은 불가능하지요. 따라서 건강은 꽤 유동적이고 때론 주관적인 개념입니다.

또 한 가지, 앞의 정의들을 잘 읽어보면 얼핏 '건강 = 행복'이 아닐까 하는 생각이 들기도 합니다. 하지만 이 점에 대해 오타와 헌장에서는 '자원'이라는 표현을 사용했습니다. 즉, 건강이 행복을 위한 조건은 될 수 있지만 행복 그 자체는 아니라는 이야기지요. 건강과 행복, 이 두 가지를 분명하게 나누기는 꽤 어려워 보입니다. 건강하면 행복할 것 같고 행복하기 위해서는 건강해야 할 것도 같으니까요.

그러면 여기서 제가 생각하는 건강의 개념에 대해서 말해보겠습니다. 저는 '내가 살면서 하고 싶은 일을 하는 데 어떤 불편함이 없는 신체적·정신적 균형 상태'를 건강이라고 생각합니다. 앞서 이야기 한 견해들 중에 핸런의 의견과 상당히 비슷하지요. 하지만 이것은 좁은 의미의 건강이고 조금 더 나아가면 '불편함이 없는 상태'라는 것에 약간의 조건이 붙습니다. 작게는 내 가족과 친구, 크게는 인간과 다른 생물종 그리고 이 지구라는 별이 아픈데 나 혼자 편하게 산다는 것이 과연 가능할까요? 내가 건강하기 위해서는 내 삶과 나를 둘러싼 존재들 그리고 이 세상이 같이 건강해야 한다고 생각합니다.

다음으로는 새로운 무엇인가를 할 수 있는 여력이 있으면 좋다고 생각합니다. 현재 불편함이 없는 데서 머무르지 않고 지금보다 나은 상태로 도약할 수 있는 여분의 능력(저는 이러한 상태를 표현할 때 '건강의 층이 두텁다'라고 이야기합니다)이 필요하다고 생각합니다.

마지막으로 간략하게 건강에 대해 정의해볼까요? '내가 하고 싶은 일을 하는 데 어떤 불편함이 없는 신체적·정신적 균형 상태, 단 현재보다 넓은 시야와 발전 가능한 여유가 있는 상태' 정도가 되겠습니다. 하지만 앞서 이야기한 대로 사람은 다 다르니 이번 기회에 자신이 생각하는 건강의 정의를 한번 정리해서 적어보는 것은 어떨까요? 아! 여기서 잊지 말아야 할 것은 언제나 모든 것의 중심에는 내가 있어야 한다는 사실입니다. 이상적인 기준에 나를 맞추려고 애쓰지 않아도 됩니다.

자, 당신이 생각하는 건강은 어떤 모습인가요?

바라보기, 인정하기 그리고 화해하기

각자 건강에 대한 정의는 잘 내리셨나요? 아마 그 모습은 단순히 건강뿐만 아니라 내가 원하는 삶의 모습, 내가 바라는 세상의 모습과도 많이 비슷했을 것이라고 생각합니다. 설마 '이제까지 단순하게 생각해왔는데 머릿속만 더 복잡해졌다'고 하시는 분들은 없겠지요? 전에 어떤 책에서 읽었는데 행복해지기 위해서는 제법 피곤한 사람이 되어볼 필요도 있다고 합니다. 건강에 있어서도 마찬가지입니다. 매일 건강만 걱정해서는 안 되지만 가끔은 진지하게 고민할 필요도 있습니다. 그것조차 귀찮다고 한다면 조만간 더 복잡하고 머리 아픈 현실과 부딪치게 될 확률이 높아지겠지요.

그러면 앞선 내용을 읽었을 때 자연스럽게 떠오르는 질문, '건강하게 살려면 어떻게 해야 하는데?'에 대해 이야기해보겠습니다.

학창시절, 친구의 자취방은 느닷없는 모임의 단골장소였습니다. 영화를 보거나 술을 마시면서 지금 생각해보면 뭐가 그렇게 진지했었나 싶은 이야기들을 나누었지요. 그러던 어느 날, 무슨 이야기 끝에 '그럼 살면서 부딪치는 어려운 문제를 어떻게 해결할 것인가?'라는 참 막연하고 밑도 끝도 없는 질문이 나왔습니다. 그리고 저는 엉뚱하게도 이 질문을 또 다른 친구에게 휴대폰 문자로 던졌습니다. 그런데 예상치 못한 답에 그때 자취방에 모여 있던 모든 이들이 무릎을 쳤습니다. 그야말로 우문현답이었습니다. 그 친구의 답신은 '바라보기, 인정하기, 솔직해지기'였습니다.

진료실을 찾은 분들과 이야기를 나누다 보면 자신의 건강에 대해서 너무 엄격하고 완벽한 기준을 가지고 있다는 생각이 들 때가 종종 있습니다. 그러다 보니 자연스레 그 기준에 미치지 못하는 자신의 몸 상태를 부정적으로 여기게 되지요. 그리고 이러한 생각의 바탕에는 각종 검사에서 제시하는 숫자들과 여러 매체에서 전달하는 건강한 사람들의 이미지가 자리잡고 있습니다. 그런데 문제는 인간이란 존재가 생각만큼 완벽하지 않다는 사실입니다.

'호모사피엔스'라는 생물종은 아주 잘 진화해왔지만 내부에 많은 모순과 약점을 가지고 있는 존재입니다. '완벽한 인간, 이상적 건강'에 대한 환상을 가지고 있다면 버리는 것이 속 편합니다. 사람마다 타고난 바가 다르니 다른 사람과 나를 비교하는 것은 참고는 되어도 절대기준이 될 수는 없습니다. 또한 살아 있으니까 아프기도 하고 낫기도 하는 것이지요. 일단 이것을 인정하면 건강 문제로 과도하게 불안해하거나 스트레스를 받는 데서 조금은 편해질 수 있습니다.

또한 질병을 단순히 제거해야 할 불편함이나 나쁜 것으로 여기는 사고방식도 다시 생각해봐야 합니다. 우리 몸에 나타난 모든 증상은 생명현상이기 때문입니다. 병과 건강은 늘 공존하고 있지요. 다만 그 정도의 차이와 방향성에 따라 생리적인 현상이 되기도 하고 병리적인 현상이 되기도 합니다. 쉬운 예로 '염증'을 보지요. 우리 몸의 면역계가 외부의 침입자를 방어하는 과정은 모두 염증을 일으킵니다. 그 부위로 혈액의 공급이 증가하고 면역세포들의 전투가 시작되면 붓고 열이 나며 전투의 결과물로 여러 물질들이 쌓이지요. 때론 통증도 발생합니다. 대부분의 경우는 우리가 느끼지 못하는 상태에서 이런 과정이 일어나지만 그 강도가 강하면 문제가 생기지요. 즉, 병이라는 것을 어디서 뚝! 하고 떨어진 것이 아니라 살아가는 과정에서 필연적으로 일어나는 생명현상의 하나로 봐야 합니다.

인간이란 존재 자체가 불완전하고 병이란 것도 살아가는 과정에서 생길 수 있는 생명현상의 한 가지라면 어떻게 해야 할까요? 병을 적대시하지 않고, 그것과 화해하고 사이좋게 지내보려 노력하는 것이 현명한 방법이라고 생각합니다. 우리 몸과 마음에 문제가 생길 때는 분명 무엇인가 이유가 있습니다. 우리가 겪는 고통은 몸의 세포들이 '지금 이대로 가면 큰 문제가 생길지도 몰라!'라고 말을 거는 것일 수 있습니다. 따라서 드러난 증상을 다스리는 것도 중요하지만, 그 이면에 감춰진 자신의 지금 모습을 들여다보고 문제를 인정하며 증상을 효과적으로 해결할 방법을 찾는 것이 진정으로 나를 건강하게 만드는 일입니다. 앞서 이야기한 대로 건강이란 단순히 질병이 없는 상태를 의미하는 것이 아니기 때문이지요.

의사랑
친구하실래요?

오래 기다리고 상담은 짧지만 대형병원에 전국의 환자가 집중되는 것은 그곳에 가면 병을 더 잘 고치지 않을까 하는 믿음 때문일 것입니다. 검사와 치료를 위한 최첨단 시설, 많은 치료사례 그리고 최고의 실력을 가졌다고 알려진 의사가 있으니까요. 그런데 최근에 '명의'라고 칭송되는 분들의 특징을 살펴보면 고치기 힘든 특정한 병에 대해 경험이 많고 치료율이 높으며 고유의 치료법을 가지고 있는 경우가 대부분입니다. 이것은 가면 갈수록 더 많은 전문과가 생기고 있는 현대의학의 속성에 따른 현상인데 결과적으로 그 치료영역은 매우 좁아지고 정밀해집니다. 그러다 보니 이 의사들 간에도 같은 증상에 관해서 저마다 치료관점이 달라집니다. 예를 들면 같은 증상이라도 수술을 선호하는 의사를 만나게 되면 수술을 할 확률이 높아지고, 수술과 같은 공격적인 치료보다 부드러운 요법을 선호하는 의사를 만나면 수술 없이 치료할 수도 있습니다.

무엇이 더 나은가를 꼽으라면 저는 환자에게 부담을 덜 주는 부드러운 방식을 선호합니다(이 또한 개인의 차이겠지요). 치료는 최소한으로 하고 병의 원인을 다스리며 환자의 치유력을 높이는 것이 좋다고 생각하기 때문인데요. 또한 평균수명이 늘어난 현대인들에게 비가역적인(일단 수술을 하면 이전으로 되돌아갈 수는 없지요) 방법은 최소한으로 써야 하지 않을까 생각합니다. 이런 점을 가만히 생각해보면 꼭 필요한 경우를 제외한 다른 경우까지 굳이 많은 시간과 비용을 들여가며 진료를 받을 필요는 없지 않을까? 그리고 필요한 경우 나에게 딱 맞는 의사를 찾을 방법은 없을까? 하는 생각이 듭니다.

여러 가지 방안이 있겠지만 저는 평소 많은 이야기를 나누고 나와 내 생활을 잘 아는 '생활주치의'를 만드는 것이 좋은 방법이라고 생각합니다. 이 주치의조차 유명한 사람을 찾겠다면 그것은 어쩔 수가 없는 것이니 논외로 하고, 일반적인 경우를 말하자면 내가 쉽게 찾아갈 수 있는 범위에서 신뢰할 만한 의사와 친하게 지내는 것이지요. 생활하다 아프면 치료를 받으러 가고 병이 없어도 정기적으로 찾아가서 몸 상태도 점검해보며 건강에 대한 이야기도 나누고 이상이 발견되면 미리 조치를 취해서 더 큰 병으로 진행되지 않도록 하는 것입니다. 이렇게 하면 실제 시간과 비용의 측면에서도 많은 이득을 얻을 수 있습니다. 또한 앞서 말한 명의의 진료가 필요하다고 생각되는 경우에는 생활주치의가 그쪽에 진료를 의뢰해서 꼭 필요한 치료를 받을 수 있도록 합니다. 쉽게 말하면 언제든지 궁금한 것이 있을 때 물어보거나 찾아갈 수 있는 친한 의사를 정해두는 것입니다. 서로 소통이 가능한 한의사, 양의사, 치과의사를 주치의로 둔다면 금상첨화겠지요.

단순히 마음에 들거나 실력이 좋다는 소문을 듣고 의사를 선택할 수 있지만 생활주치의를 정하는 데 도움이 되는 몇 가지 기준을 정해볼 수도 있습니다.

1 질병과 건강을 넓은 관점에서 바라보고 열린 마음으로 다양한 치료법을 받아들일 줄 아는 의사가 좋습니다. 건강 전반에 대해 상의할 주치의를 정하는 것이므로 특정 질환이나 치료법에 특출한 능력보다는 열린 관점에서 전체적으로 바라볼 줄 아는 능력이 중요합니다.

2 생활주치의는 쉽게 만나서 이야기할 수 있어야 합니다. 아무리 좋은 의사라도 자주 보지 못한다면 건강 상태를 파악하는 데 어려움이 있을 것입니다.

3 의사의 인성도 중요합니다. 이것은 참 파악하기 어려운 부분이고, 알기 위해서는 상당한 시간이 필요하지만 12세기의 위대한 철학자이자 의사인 마이모니데스(Maimonides)의 기도문을 참고하면 도움이 될 것입니다. "환자가 고통받는 나의 친구임을 잊지 않게 해주소서. 그리고 내가 그에게서 질병만을 따로 떼어 생각하지 않도록 하소서." 이러한 마음을 가진 의사라면 치료기술이 좀 부족하더라도 생활주치의로 적합하다고 할 수 있습니다.

나를 잘 아는 '생활주치의'를 둔다면 일차적으로는 건강을 유지하고 병을 치료하는 데 효과적이고, 한 걸음 더 나아가면 의사와 환자의 관계를 건강하게 만들 수도 있습니다. 근대의 위대한 의사로 추앙받는 트뤼도(E. L. Trudeau)는 "가끔 치료하고, 자주 도와주고, 언제나 위로한다"라고 말했습니다. 저는 의사의 역할이 권위적인 힘을 가진 치료자의 역할보다는 환자를 공감하고 도와주는 것이 되어야 한다고 생각합니다. 의

사는 신도 아니고 모든 것을 다 알고 있지도 않습니다. 그리고 생명은 수많은 지식으로도 다 설명할 수 없는 그 무엇입니다. 따라서 병에 관한 문제, 더 나아가 생명에 관한 문제는 의사와 환자가 함께 풀어야 하는 과제인 셈입니다. 또한 이 과정을 통해 의사와 환자는 질병의 치료와 건강의 회복뿐만 아니라 그 이상의 깨달음을 얻을 수도 있습니다.

하지만 병을 단순히 의사에게 맡기고 의사는 병만을 치료한다면 환자와 의사의 관계는 그걸로 끝이지요. 그런 관계로는 삶에 어떠한 변화도 일어나지 않습니다. 그렇기에 저는 의사와 환자의 좋은 관계가 단순한 질병 치료를 넘어 양자에게 새로운 성장의 기회가 될 수 있다고 생각합니다.

미병을 다스려야
진짜 명의

사마천의 『사기』에 실릴 정도로 의학사에서 유명한 편작(扁鵲)에게는 다음과 같은 일화가 있습니다. 당시 의사로 명성이 높던 편작에게 위나라 왕이 "당신네 삼형제가 모두 의사라던데, 그중 누가 제일 뛰어납니까?" 하고 물었습니다. 내심 편작이 제일 낫다고 믿으며 물은 것이지요. 그러나 편작은 "큰형이 제일 낫고 작은형이 다음이며 제가 가장 처집니다"라는 뜻밖의 대답을 합니다. 그리고 그 이유로 큰형은 환자가 몸에 이상을 느끼기도 전에 병의 근원을 다스리고, 작은형은 증상이 미약한 병의 초기 단계에 치료하고, 자신은 병세가 심각해서 환자가 극심한 고통을 느낄 정도가 되어야 병을 치료하기 때문이라고 말합니다. 그래서 사람들은 큰형의 경우에는 자신의 병을 고쳤는지조차 모르고 작은형은 작은 병을 고치는 그냥 그런 의사로 알고 자신을 제일로 치지만, 자신의 집안에서는 그 반대로 본다는 것이지요.

최근에 화제가 되는 의학 관련 뉴스들을 보면 난치병이나 불치병으로 알려진 질병의 새로운 치료법이 발견되었다는 것들이 대부분입니다. 그런데 이럴 때마다 드는 생각은 사람들이 너무나 쉽게 '예방이 치료보다 더 훌륭한 의술'이라는 사실을 잊는다는 것입니다. 말하자면 특별한 치료를 받아야 할 정도의 중한 병은 걸리지 않아야 한다는 것이지요. 그리고 어쩌다 그렇지 못할 때는 병의 기미가 보일 때─한의학에서는 이렇게 병이 되기 전의 상태를 '아직은 병이 아니다'라는 뜻에서 '미병(未病)'이라고 표현합니다─다스려야 합니다. 병이 이미 커졌을 때 치료하는 것은, 편작의 말을 빌리자면 하수의 방법입니다. 왜냐면 큰 고통을 느낄 정도의 병이 발병했을 때는 이미 그 뿌리가 깊어서 완전히 치료하기도 힘들거니와 치료 과정에 있어서도 많은 시간적·물질적·정신적 손해를 감수해야 하기 때문입니다. 또한 치료가 되었다 하더라도 그 이후의 삶은 병이 걸리기 전보다 많은 부분에 있어서 불편하기 마련입니다.

그렇다면 중한 병에 걸리지 않고 건강하게 살려면 어떻게 해야 할까요? 그 질문에 대한 해답은 바로 우리의 '일상생활'에 있습니다.

성인병의 시대를 넘어
'생활습관병'의 시대로

평균 수명의 증가와 함께 절대 빈곤이 사라지면서 질병의 양상도 변화하고 있습니다. 노화와 관련된 질환이 증가 중이고, 못 먹어서 생긴 병보다는 너무 많이 먹거나, 불균형한 영양으로 인한 병들이 많아졌습니다. 또한 운동 부족이나 운동 중독 그리고 정신적인 스트레스와 같은 일종의 '현대문명병'이 증가하고 있습니다. 이에 따라서 질병에 대한 정의도 바뀌고 있는데, 일본 후생노동성에서는 1997년 성인병이란 용어 대신에 '생활습관병'이란 새로운 명칭을 도입했습니다. 생활습관병이란 '식습관, 운동습관, 흡연, 음주 등의 생활습관이 그 질병의 발생이나 진행에 관여하는 질환군'으로 정의됩니다. 암, 심장병, 뇌혈관장애, 고혈압, 고지혈증, 당뇨병, 비만, 골다공증, 노인성 치매 등 현대인이라면 누구나 걱정하는 병들이 여기에 포함됩니다. 물론 이외에도 많은 병이 생활습관과 관련이 있습니다.

그런데 이것을 바꾸어 생각하면 잘못된 생활습관을 고치기만 하면 얼마든지 질병의 발생을 막을 수 있고, 발병한 병이 호전될 수도 있다는 것을 의미합니다. 일상생활에 자리잡고 있는 잘못된 생활습관을 알고, 이것을 좋은 습관으로 바꾼다면 현대인이 가장 고민하는 질환들을 미리 막을 수 있습니다.

대부분의 병은 내가 살아온 삶의 결과물입니다. 하루하루 살다 보면 몸과 마음에 부담이 되었던 것들이 한 방울 한 방울 모여서 어느 순간 밖으로 넘치게 되는데 이 넘치는 상태가 바로 병인 것이지요. 따라서 병이 나지 않으려면 넘치기 전에 비워야 하고, 더 나아가서는 몸과 마음을 잘 써서 무리하지 않도록 해야 합니다.

그러기 위해서는 우선 내 몸의 신호에 귀를 기울여야 합니다. 어느 날부터인가 느껴지는 작은 통증이나 불편함을 그냥 지나치거나 증상을 감추는 요법으로 덮어두지 말고, '왜 그럴까?' 하고 질문을 던져봐야 합니다. 우리 몸에 일어나는 통증 등의 현상들은 변화에 대한 생명체의 본능적인 반응들이기 때문입니다. 이것을 불편해하지 않고 앞으로 올 병에 대한 전조로 파악해서 적절한 대응을 통해 그때그때 문제들을 해결한다면 우리가 겪는 건강상의 문제들은 지금보다 훨씬 줄어들 것입니다.

구르는 돌에는
이끼가 끼지 않는다

제가 다녔던 고등학교의 미술 선생님은 수업 시간에 이런저런 이야기를 해주셨는데 그중에서 아직까지 잊혀지지 않는 이야기가 하나 있습니다.

젊은 시절 선생님이 살았던 시골 마을에는 혼자 사시면서 텃밭을 가꾸는 할머니가 계셨다고 합니다. 나이도 많고, 작은 체구에 허리도 살짝 굽은 할머니는 다른 사람들이 보기에 '밭일을 하실 수 있을까?' 싶은 정도였는데, 연세에 비해 건강하실 뿐만 아니라 할머니의 밭은 그 마을의 어떤 밭보다도 잡초가 없고 작물도 잘 자랐답니다. '참 신기한 일이다!' 이렇게 생각한 선생님은 호기심에 그 할머니를 관찰하기 시작했습니다. 그러기를 며칠, 할머니가 매일 아침 날이 더워지기 전에 끝이 다 닳은 호미로 아무 잡초도 없는 밭을 한 시간씩 긁고 들어가는 것 외에는 어떤 차이점도 발견할 수 없었답니다. 그래서 결국 선생님은 할머니께 그 까닭을 물었습니다. 그러자 할머니는 "내가 나이가 들어 힘이 없으니, 잡초가 뿌리를 내리고 크면 억세져서 뽑을 수가 없어. 그런데 매일 이렇게 한 번씩 밭을 긁어주면 풀이 자라기 전에 맬 수 있어서 힘들이지 않고도 농사를 지을 수 있어. 운동도 되고 하니 좋고 말이야"라고 대답하셨답니다. 선생님은 그 자리에서 할머니의 지혜에 탄복하셨다지요. 왜 그 밭의 작물이 동네에서 제일 잘 자라는지, 왜 할머니가 동년배의 다른 분들보다 건강한지도 알게 되었고요.

여러 연구를 통해 밝혀진, 건강하게 장수하는 사람들의 공통점 중 하나가 이 할머니의 경우처럼 고령까지 자신의 일을 즐겁게 하는 것이라고 합니다. 텃밭을 가꾸는 일은 무리하지 않으면서 전신을 고루 움직일 수 있는 좋은 운동이고, 할머니에게는 하나의 직업이었을 것입니다. 물론 키우고 수확한 작물을 가족이나 이웃과 나누는 일련의 과정에서 얻는 기쁨 또한 건강에 좋은 영향을 주었겠지요. 이처럼 건강의 비결은 아주 특별하고 복잡한 것이 아니라 우리 일상생활 속에 있는 평범하고 단순한 이치라고 생각합니다. 물론 여기에는 '꾸준한 실천'이라는 전제조건이 필요합니다.

병은 안 걸리는 것이 최선이고 미병의 단계일 때 다스리는 것이 차선인데, 여기에는 특별한 비법이 있는 것이 아니라 하루하루를 건강하게 사는 것, 즉 좋은 습관을 생활화하는 것이 가장 중요합니다. 이 당연한 것을 실천하느냐 안 하느냐는 시간이 흐르면서 그 차이를 확연하게 드러냅니다.

교양의학은
개인의 예방의학

생활습관과 건강 그리고 질병의 관계는 지금뿐만 아니라 아주 오래전부터 의학의 관심 영역이었습니다. 평소에 무엇을 먹고 어디서 자고 어떤 일을 하는가에 따라 그 사람의 건강 상태가 달라진다는 것은 의사가 아니더라도 누구나 알 수 있는 당연한 일이었기 때문이지요. 우리가 흔히 식이요법이라 부르는 음식의 섭취에 관해서도 『히포크라테스 전집』을 보면 이미 고대에 음식물의 성질과 그 효과에 대해 매우 상세하게 논의한 것을 알 수 있고, 조선 초기 어의인 전순의의 『식료찬요』에도 우리가 평소 먹는 음식을 이용한 처방들이 소개되어 있습니다. 또한 거의 모든 한의학 서적, 『규합총서』나 『산림경제』와 같은 생활총서 그리고 『활인심방』 같은 건강법을 다룬 책들도 일상 속 생활습관을 통해 건강을 유지하고 병을 치유할 수 있는 방법들에 대해 자세하게 다루고 있습니다.

실제 인류의 역사를 보더라도, 생존을 위해 필요한 의식주는 건강의 가장 기본이자 중요한 요소로 인식되었습니다. 그리고 대기근이나 전쟁에 따른 영양실조, 의복과 개인의 위생, 생활환경의 위생과 전염병 같은 것은 개인뿐만 아니라 국민 전체의 건강과 수명, 나아가 국력에도 영향을 미쳤습니다. 때문에 이런 부분에 대한 관리는 주로 국가가 주도해왔습니다. 그리고 이런 영역을 다루는 의학은 질병의 치료보다는 그 발생을 막는 데 초점을 맞추고 있어서 '예방의학'이라고 불립니다. 예방 접종, 방역 활동, 수돗물의 공급, 쓰레기와 하수의 처리 그리고 건강 캠페인이나 공공의료기관의 확충과 같은 일들이 우리가 흔히 접하는 예방의학의 한 예입니다. 하지만 이러한 예방의학의 영역은 실제 발생한 병을 해결하는 치료의학에 비해 사람들의 관심을 받지 못합니다. 앞서 이야기한 편작의 두 형처럼 일어나지 않은 것을 다스리는 행위는 표가 잘 안 나기 때문이죠.

그런데 재미있는 것은, 인간의 평균수명이 증가하고 건강 수준이 높아진 데는 최첨단 의료보다는 좋은 영양의 섭취, 의복과 주거환경 및 위생 상태의 개선 같은 예방의학의 활약이 훨씬 더 크다는 점입니다. 이러한 사실은 평균수명이 긴 나라들을 살펴보면 쉽게 확인할 수 있습니다. 그리고 제가 이 책에서 이야기하려는 교양의학과 생활습관에 관한 내용들도 바로 이 예방의학에 속하는 것입니다. 공공의 영역과 비교하자면 일종의 개인적 예방의학인 셈이지요.

그런데 최근에 평균수명의 연장과 함께 최소한의 생존에 필요한 여건이 갖추어지면서, 사람들의 관심은 점차 삶의 질에 관한 문제로 옮겨가고 있습니다. 건강에 있어서도 단순히 오래 사는 것을 떠나 병에 걸리지 않고 좋은 건강 상태를 오래 유지하는 것에 관심을 갖는 사람들이 늘어나고 있지요. 그렇다 보니 건강에 좋다는 것들이 폭발적인 관심을 받고 있습니다. 최근 들어 건강검진에 열을 올리는 병원들의 모습도 어쩌면 이러한 사람들의 욕구를 반영한 것일지도 모릅니다. 하지만 이러한 치열한 노력에 비해 정작 결과는 그렇게 만족스럽지 않습니다.

바로 가장 기본이 되는 중요한 일상의 삶을 놓치고 있기 때문입니다. 이벤트 같은 치료와 검진은 잠시 동안의 위안이 될 수 있어도 내 삶과 건강을 근본적으로 변화시키지는 못합니다. 이를 위해서는 생각과 행동의 초점이 바로 내 손과 발이 닿는 일상으로 내려와야만 합니다. 또한 스스로가 주체가 되어 좋은 생활습관을 위해 노력해야 합니다. 이것은 누가 대신 해줄 수 없기 때문에 개인의 자발적 실천이 그 핵심입니다. 다시 말해 건강하게 오래 살고 싶다면 일상 속에서 내 몸과 마음을 돌보는 방법을 알고 스스로 이것을 꾸준히 실천하려는 노력이 반드시 필요하다는 것이지요. 그리고 이러한 자발적 의료의 한 방법으로 또 하나의 오래된 미래인 '한의학'이 있습니다.

나를 건강하게 길들여주는 생활한의학

전통적으로 한의학은 질병의 치료와 함께 예방을 강조하고, 병 자체보다는 병에 걸린 사람을 더 중요하게 생각해왔습니다. 그래서 같은 병이라도 사람에 따라 그 치료를 달리하고, 왜 그 사람이 그 병에 걸리게 되었는지에 많은 관심을 갖습니다. 말하자면 병을 통해 그 배경이 되는 한 사람의 삶을 조망하려고 노력하지요. 그리고 병을 치료할 때도 단순히 드러난 증상만을 고치는 것이 아니라 병을 통해 환자의 몸과 마음이 부조화한 원인을 밝히고 이것을 다시 본래의 균형 잡힌 상태로 되돌리는 것을 치료의 목표로 합니다.

이러다 보니 자연스럽게 '어떻게 하면 몸과 마음의 균형을 유지할 수 있을까?' '병에 걸리지 않고 건강하게 살 수 있을까?' 하는 문제에 대해 많은 연구를 해왔지요. 이러한 한의학의 예방의학적 방법을 '양생법(養生法)'이라고 표현합니다. 글자 그대로 해석하면 '생명을 기르는 방법'

이라고 할 수 있습니다. 한의학에서는 사람이 가지고 있는 생명력(자연치유력, 병에 대한 저항력이라고 표현할 수도 있지요)을 기르면 자연히 병을 예방하며 건강을 유지할 수 있다고 생각하기 때문입니다. 이러한 관점 때문에 병을 치료할 때도 사람의 생명력이 손상되지 않는 것을 중요하게 생각합니다. 병은 고치되 사람이 상하지 않도록 경계한 것이지요.

한의학의 양생법에서 가장 중요하게 생각하고, 그 핵심적인 내용으로 삼는 것이 바로 '평소에 어떻게 사는가'라는 것입니다. 세상을 등지고 산속에 들어가서 홀로 자연을 벗 삼아 사는 것이 아니라(가끔 양생법을 이렇게 오해하시는 분들도 있습니다), 우리가 사는 일상 속에서 어떻게 하면 건강하게 살 수 있을지에 초점을 맞추는 것이지요. 그렇다 보니 일상생활 속에서 몸과 마음을 바르게 쓰는 방법들이 그 내용의 주를 이루게 되었습니다. 그래서 다양한 양생법들이 우리가 전통적으로 해왔던 생활양식과 놀이문화 속에 자연스럽게 녹아들었습니다. 제기차기를 통해 골반을 교정하면서 평소 쓰지 않는 다리 내측의 근육을 강화하고, 담장 밖까지 볼 수 있는 널뛰기를 통해 규중처녀들의 심리적 울체를 풀어주며, 보름나물을 통해 겨우내 염장음식을 먹어서 생길 수 있는 나트륨 과잉을 해결하고, 더운 여름에 상대적으로 차가워지는 속을 삼계탕으로 따뜻하게 만들어 많은 땀으로 소모되는 기운을 보충해주는 것들 모두 양생법의 원리가 적용된 예라고 할 수 있습니다. 물론 이외에도 우리의 전통문화 속에는 다양한 건강법들이 숨겨져 있지요.

그런데 근대에 접어들면서 우리의 생활은 급속히 서구화하기 시작했습니다. 교육과 문화 그리고 생활양식의 서구화는 전통적인 것을 시대에 뒤떨어지며 비과학적인 것이라고 생각하게 만들었습니다. 의학에 있어서도 같은 현상이 나타났고 이와 동시에 우리에게 필요한 양생의 지혜들도 잊혀졌습니다. 그렇다고 해서 과거의 생활방식이 전적으로 옳다는 것은 아닙니다. 또한 이제 와서 그때의 삶으로 돌아갈 수는 없겠지요. 하지만 그 속에 녹아 있었던 몸과 마음을 다스리는 원리는 우리에게 유용한 것들이 많고, 얼마든지 현대의 생활방식에 맞춰서 이용할 수 있습니다.

우리가 일상생활 속에서 습관처럼 실천할 수 있는 한의학의 양생법들을 저는 '생활한의학'이라고 부릅니다. 이미 생활양식과 사고방식이 서구화한 현대인들에게 어떻게 하면 한의학을 쉽게 설명하고, 그 속에 담긴 지혜들을 일상에서 실천하도록 도울 수 있을까 하는 고민 끝에 만들어진 단어이지요. 저는 생활한의학 안에 현대인들의 라이프스타일에 맞추어 손쉽게 실천할 수 있는 한의학의 양생법을 담으려 노력하고 있습니다.

따라서 제가 이야기하려는 이 생활한의학의 내용들은, 그 원리는 전통적인 한의학의 것이지만 실제 내용은 현대인의 생활에 맞춰져 있습니다. 그리고 저는 이 정도의 내용은 자신이 교양인이라고 생각하고 건강하게 살길 바라는 사람들은 누구나 알아야 한다고 생각합니다. 살아가는 데 가장 기본이 되는 '내 몸 다스리는 법'을 몰라서야 '교양 있다'고 말할 수는 없지요. 이것은 과거의 사람들과 비교해봐도 확인할 수 있습니다. 과거의 교양인들은 자신의 전공 분야뿐만 아니라 인생을 살아가는 데 필요한 의식주의 문제 그리고 예술, 의료, 스포츠 때로는 전쟁의 방법까지 일정 수준의 지식과 경험을 가지고 있었습니다. 지금 사람들의 생각보다 그 학식과 경험이 폭과 깊이 모두 훨씬 넓고 깊었습니다. 말하자면 전공 분야의 '스페셜리스트'이면서 세상의 모든 일에 '제너럴리스트'였지요. 그런데 요즘 세상은 자신의 전공 지식만 있을 뿐, 삶 전체를 바라보는 공부는 점점 사라져가고 있습니다. 그러다 보니 아주 학식 있고 교양 있어 보이는 사람들조차도 건강을 유지하지 못하고, 이상한 건강 정보에 쉽게 현혹됩니다. 이런 의미에서 생활한의학은 가깝게는 내 한 몸을 다스리고, 넓게는 현대 의료를 바라보는 최소한의 기준을 제공하는 일종의 교양필수과목이라고 생각합니다.

또한 이 교양의학으로서 생활한의학의 중요성은 앞으로 가면 갈수록 더 커질 것입니다. 왜냐하면 갈수록 의료시스템은 복잡해지고 그 정보의 양은 많아져서 개인이 판단할 수 있는 범주를 넘어설 것이며 결국, 스스로 건강을 챙기지 않으면 그 누구도 책임져주지 않는 시대가 될 것이기 때문입니다. 과거에는 가족이 모여 살았고 마을공동체가 존재해서 서로 삶과 아픔을 공유했지만, 지금 그리고 앞으로는 개인이 자립하지 않으면 헤쳐나가기 힘든 가혹한 시대가 될 것입니다. 물론 이러한 경향에 대한 반성으로 다시 작은 마을공동체가 만들어지고 있습니다. 의료나 먹을거리에 대한 생협운동도 벌어지고 있지요. 하지만 대부분의 사람들은 홀로 떠 있는 섬처럼 살고 있고, 살아갈 것입니다. 즉 일상생활에서 스스로의 건강을 돌볼 줄 아는 능력과 의료기관의 치료행위에 대해서 자신의 관점으로 올바르게 판단하는 능력을 갖추는 것이 점점 더 중요해질 것입니다. 그렇지 않으면 정말 우물쭈물하다가 큰일을 겪게 될지도 모릅니다.

조금 골치 아픈 이야기는 차치하고라도 일상생활 속에서 어떻게 몸과 마음을 쓸 것인가 하는 문제는 건강한 삶을 위한 기본적이자 핵심입니다. 반면에 특별할 것도 없고 어떻게 보면 당연한 것이라서 무시하기 쉬운 부분이기도 합니다. 하지만 언제나 그렇듯 가장 중요한 것은 가장 가깝고 단순한 데 있습니다. 조금 과장하자면 '건강과 친구하면서 여유 있게 살 것인가? 아니면 병을 겁내면서 불안하게 살 것인가?' 하는 것은 바로 어떤 생활습관으로 나를 길들이느냐에 달려 있다고 할 수 있습니다. 그런 의미에서 생활한의학은 나를 건강하게 길들이는 과정에서 좋은 코치가 될 수 있을 것이라고 생각합니다.

2장

한의학은
자연의학이다

한의학에서 바라보는 인체는 어떻게 보면 음양오행의 '기운'이
'사람'이란 형태로 구현화된, 다양한 스펙트럼을 가진
하나의 에너지 장場이라고 할 수 있습니다.
이런 관점에서 보면 사람은 정말 그 자체가
하나의 우주이기도 하지요.

한의학,
어디까지 아시나요?

요즘 젊은 분들에게 한의학 이야기를 하면 긍정적인 반응은 관심 있다, 재미있다, 신기하다는 정도이고, 대부분은 비과학적, 구식, 고리타분, 심지어 미신이라고 하기도 합니다. 이런 반응을 접하면 내심 한의학의 위기를 느끼면서도 어쩌면 당연한 결과라는 생각이 듭니다. 저 자신을 포함해서 젊은 세대들은 모두 서양의 기계론적 관점에서 바라본 세상이 과학적이고 진리인 것처럼 배워왔으니까요. 그래서 대학에 들어가 한의학을 처음 접하게 되면 일종의 문화적 충격을 느낍니다. 불과 100년 정도만 거슬러 올라가도, 아니 부모님 세대만 해도 생활 속에 늘 공존했던, 사람과 자연을 바라보는 사유의 방식이었는데 말이지요.

그래서 본격적으로 생활한의학 이야기를 하기에 앞서 한의학이 어떤 의학인지를 바라볼 수 있는 창을 하나 내려고 합니다. 같은 내용이라고 해도 무작정 따라하는 것보다는 원리를 알고 하면 훨씬 재미있고 효과도 좋으니까요. 저는 이 창문을 한의학이란 풍경을 제대로 감상할 수 있도록 크고 넓게 그리고 한쪽으로 치우치지 않도록 내려고 합니다. 생활한의학의 내용뿐만 아니라 한의학과 관련해서 세상에 흘러다니는 단편적인 정보들을 취사선택하고 판단할 수 있는 관점을 제시하는 것이 이 작업의 목적입니다.

이 작업이 필요한 또 하나의 이유는 한의학에 대해서 궁금해하거나 관심을 갖고 있는 많은 분이 단편적인 지식으로 한의학을 판단하는 경우가 생각보다 많기 때문입니다. '장님 코끼리 만지는 격'이라는 속담처럼, 같은 풍경을 바라봐도 작은 원통을 통해 보는 것과 넓은 창을 통해 전체의 모습을 보는 것은 많은 차이가 납니다. 숲을 이루고 있는 나무 한 그루 한 그루가 중요한 것은 사실이지만, 숲 전체를 바라보는 지혜가 없으면 숲속에서 길을 잃고 맙니다. 그 숲이 오래되고 많은 사람들의 각기 다른 이야기를 담고 있는 방대한 학문이라면 그 위험성은 더욱 커지지요. 지금부터 이야기할 내용들은 특별하지는 않지만 숲에서 길을 잃지 않도록 도와주는 나침반 같은 역할을 할 것이라고 생각합니다.

한의학 종결자
— 음양오행과 기

한의학에 대해 설명할 때 가장 넘기 어려운 벽이 바로 용어에 관한 것입니다. 사람살이의 근본은 예나 지금이나 똑같지만 생활방식의 겉모양이 변하면서 과거에 일상적으로 쓰이던 단어들의 의미도 함께 잊혀졌기 때문입니다. 특히 한의학을 설명하는 단어들은 자연과 직접적으로 접촉하는 과정을 통해 그 의미를 이해할 수 있는 것들이 많기 때문에 자연과 점점 멀어지고 있는 현대인들이 이해하기는 더욱 어려워지고 있습니다. 하지만 단어의 의미를 정확하게 알아야 문장의 뜻을 파악할 수 있는 것처럼 한의학에서 일상적으로 쓰이는 용어를 어느 정도 알고 있어야 한의학의 세계가 신비를 벗고 제대로 보이기 시작합니다.

그중에서도 가장 핵심적인 단어가 바로 '음양오행'과 '기'입니다. 한의학은 이 두 단어에서 시작하고 끝난다고 해도 과언이 아니지요. 아무리 내용이 방대하고 복잡해도 음양오행과 기를 기본으로 해석하는 것이 바로 한의학의 특징입니다. 물론 생활한의학에서 하는 이야기들도 이 원리를 그 뿌리로 하고 있고요. 그렇다고 너무 긴장할 필요는 없습니다. 이 개념들은 어디서 뚝 떨어진 것이 아니라 모두 우리가 경험하는 삶과 자연(생명)현상에서 온 것이니까요. 또한 단박에 이해가 되지 않더라도 실망할 필요 없습니다. 머리 한쪽에 담아두고 있으면서 곰곰이 사람과 자연을 들여다보면 시간이 갈수록 더 선명하게 보이기 시작할 테니까요.

음양(陰陽)

먼저 한자를 보면 '陰'과 '陽'입니다. 이 한자는 해가 떴을 때 해가 비쳐서 밝은 곳과 그늘이 드리워져서 어두운 곳으로부터 만들어졌다고 합니다. 현대중국어에서는 '阴阳'이라고 써서 좀더 상징적으로 표현하고 있지요. 흔히 음양을 설명할 때 여자와 남자, 달과 해, 물과 불, 땅과 하늘, 겨울과 여름, 짝수와 홀수, 모난 것과 둥근 것, 수축과 팽창, 하강과 상승, 어두운 것과 밝은 것, 차가운 것과 뜨거운 것, 느린 것과 빠른 것 등을 그 예로 듭니다. 말하자면 사물과 현상의 상반되는 성질이 음양이라는 것이지요.

그런데 여기서 한 가지 잊지 말아야 할 것이 있습니다. 음과 양은 고정된 것이 아니라 끊임없이 변화하는 상대적인 개념이라는 것입니다. 해가 움직이면서 그늘졌던 곳에 햇빛이 비치게 되면 음에서 양으로 바뀌게 되지요. 또한 여자와 남자를 음양의 대표격으로 이야기하지만, 성격을 기준으로 해서 성격이 활발하고 터프한 여성을 양이라고 하면 남성이라도 조용하고 내성적인 남성은 상대적으로 음에 속하게 됩니다. 즉, 무엇을 기준으로 하느냐에 따라 음과 양은 바뀌게 됩니다. 마찬가지로 차가운 것과 뜨거운 것을 음과 양이라고 하지만 영하 20도에 비하면 영하 10도는 양이라고 할 수 있습니다.

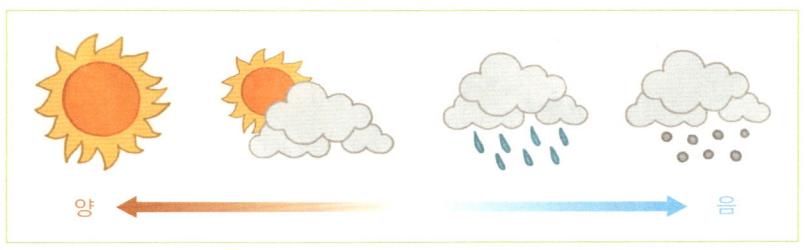

따라서 음양을 사물이나 현상의 상반된 성질이라고 보는 것은 맞지만 이것을 어떤 고정된 절대적인 것으로 이해해서는 안 됩니다. 음양의 관계는 변할 수 있고 어떻게 보느냐에 따라 바뀔 수 있습니다. '인생사 새옹지마' '쥐구멍에도 볕 들 날 있다'라는 말도 음양의 관점에서 보면 조금 다르게 느껴지지요. '모든 존재와 현상에 나타나는 상대적인 상반된 속성 그리고 이것을 파악하는 생각의 틀.' 이것이 음양입니다.

오행(五行)

흔히 오행을 목화토금수(木火土金水)라고 하고 나무, 불, 흙, 쇠, 물이라고 이야기합니다. 영어로는 'the five elements'라 하고 'wood, fire, earth, metal, water'로 설명합니다. 물론 이것을 오행이라고 해도 틀린 말은 아닙니다. 실제 일부 학자들은 오행을 인간의 생활과 가장 밀접했던 5가지 원소라고 해석하기도 하지요. 하지만 저는 여기서 한발만 더 나아

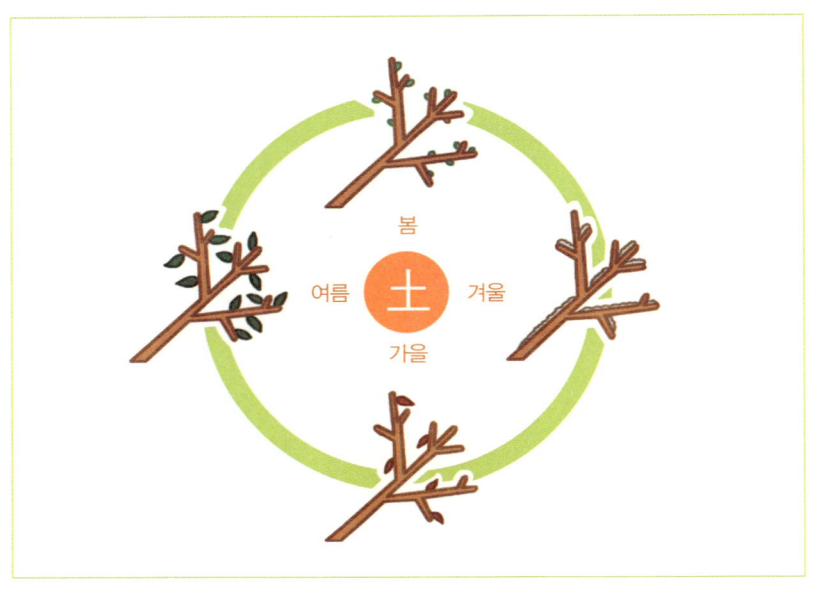

갔으면 합니다. 즉, 이 5가지는 오행의 속성을 가장 잘 나타내고 있는 하나의 상징이라고 말이지요.

    오행(五行)의 한자를 보면 '5가지 움직임', 이렇게 풀이할 수 있습니다. 즉 사람과 자연 그리고 나아가 우주의 변화를 5가지로 파악한 것입니다. 나무는 매일매일 새로워지며 자라나고, 불은 위로 타오르며 번성합니다. 흙은 생명을 키우고 모든 것을 받아들이며 변화시키고, 쇠는 뭉치고 뭉쳐서 단단합니다. 마지막 물은 생명의 근원적 에너지를 응축시켜 담고 있지요. 오행을 잘 이해하려면 5가지 원소를 통해 앞서 말한 설명을 짐작할 수 있어야 합니다. 그리고 이것을 다시 인간과 자연의 생명현상(본래 이 현상을 5가지로 설명한 것이 오행이지만요)에 적용할 수 있으면 거의 완벽합니다.

식물을 보면 봄에 싹이 올라오고, 여름에 자라서 꽃이 피고, 가을이 되면 열매를 맺으며, 겨울이 되면 씨앗의 상태로 돌아가 조용히 쉬면서 다음 해를 기약합니다. 동물도 마찬가지로 태어나고 성장해서 늙고 죽기를 반복하며 세대를 이어가지요. 사람의 일생 중 아이를 봄, 청년을 여름, 중년을 가을, 노년을 겨울로 표현하는 것에도 이러한 생각이 드러납니다.

이것을 정리해서 표현하면 '탄생, 성장, 변화, 수축, 휴식'이라고 할 수 있습니다. 모든 생명은 이 5가지 흐름을 가지고 있습니다. 그리고 이러한 과정은 길게는 생명의 평생을 통해서도 이루어지고, 작게는 살아있는 매 순간 일어납니다(우리 몸도 세포 수준에서 끊임없이 태어나고 죽는 과정이 반복되고 있지요). '자연과 생명의 5가지 변화 패턴 그리고 이것을 파악하는 생각의 틀.' 이것이 오행입니다.

기(氣)

'기'는 한의학의 가장 핵심적인 개념이면서 현대인이 가장 오해하는 개념이기도 합니다. 음양오행은 그나마 실제하는 사물과 현상을 통해서 확인할 수 있지만 '기'는 대부분의 사람들이 그 실체를 확인할 도리가 없으니 뜬구름처럼 느껴집니다. 가장 중요한 것인데 눈에 보이지 않습니다.

하지만 우리는 이미 '기'라는 개념을 잘 알고 있고 사용하고 있습니다. 냉기, 한기, 온기, 열기, 전기, 수증기, 기체, 생기, 기세, 기백, 기운, 분위기, 기후, 기가 세다, 기가 막힌다, 기가 통한다, 기가 허하다, 기가 죽다, 기가 살다 등. 우리가 일상적으로 쓰고 있는 말 속에 '기'가 들어간

예는 매우 다양합니다. 그리고 이러한 말들을 들여다보면 막연하기만 한 기의 의미도 조금은 선명해집니다.

기(氣)의 한자를 보면 '气+米'로 구성됩니다. '气'는 기체나 수증기가 올라가는 모양을 본뜬 것으로 '세상의 모든 현상과 그 근원'을 의미합니다. 그리고 '米'는 '우리가 먹는 음식'을 의미하지요. 이것을 사람에게 적용하면 사람의 생명과 관련해서 나타나는 모든 현상과 그 근원을 의미하고, 그것은 우리가 먹는 음식에서 비롯된다고 해석할 수 있습니다. 참고로 국어사전에서는 기를 '활동하는 힘'이라고 설명합니다.

앞서 예로 든 일상 속에서 '기'라는 단어의 활용과 사전적 의미를 더해보면 기란 무엇인가에 대해 어느 정도 감이 잡힐 것입니다. 저는 주로 '기'를 생체에너지, 힘, 활력이란 의미로 설명합니다. 물론 동양철학과 한의학에서 기의 의미는 좀더 깊고 포괄적이지만 일단 이 정도로 이해하고 있으면 충분합니다.

이제 한의학을 이해하는 핵심 키워드, 음양오행과 기에 대해서 조금 감이 잡히시나요? 이러한 개념들은 자연현상을 오랜 시간 관찰하고 이론을 정립한 뒤, 다시 그것을 실제 현상에 적용하는 과정을 반복하면서 생겨난 원리입니다. 사람 또한 자연의 일부이고 그 생명이 태어나서 유지되는 것 또한 자연의 원리와 같을 것이라는 생각이 한의학적 생각이지요. 그래서 이 자연의 이치를 사람에게 적용해서 음양오행의 균형이 깨지면 병이라고 보고, 음양오행의 균형이 잘 잡혀서 순조롭게 돌아가고 기운이 충만하면 건강하다 봅니다.

한의학적인 진단은 불균형한 상태와 그 원인을 찾는 것이고, 한의학적인 치료는 본래의 균형 잡힌 상태로 되돌아가는 과정입니다. 이런 의미에서 바라보면 인체를 작은 우주라고 표현하는 것이 조금은 다르게 이해될 것입니다. 우주가 만들어져서 유지되고 언젠가는 사라지는 이치와, 한 생명이 태어나서 살아가다 언젠가는 본래 자리로 돌아가는 그 흐름은 동일하니까요.

한의학이 바라보는 몸

기능적 몸과 해부학적 몸

앞서 이야기한 것처럼 음양오행과 기는 한의학에서 가장 기본이 되는 개념입니다. 한의학은 이것을 중심으로 해서 자연과 사람에게 일어나는 일들을 해석하고 파악합니다. 그리고 이 원칙은 우리 몸을 어떻게 볼 것인가 하는 데도 똑같이 적용됩니다.

한의학에는 음양오행과 기의 관점에서 바라보는 인간의 모델이 있습니다. 개인적으로 바로 이 점이 실질적으로 눈에 보이는 인체를 중요하게 생각하는 서양의학과 한의학의 가장 큰 차이라고 생각합니다. 데카르트식 서양과학이 물질을 분자와 원자로 쪼개어 보는 것처럼, 서양의학에서는 사람의 몸을 실제로 자르고 들어가 고정된 실체로서 나타나는 것을 가장 중요하게 생각합니다. 반면에 한의학은 생명이 표현해내는 현상을 중요하게 생각한다는 차이가 있습니다. 물론 그렇다고 해서 한의학이 분명히 존재하고 있는 우리 몸 자체를 무시하는 것은 아닙니다. 다만 존재하는 물질 그 이면에서 움직이고 있는 기능적인 시스템을 중요하게 생각한 것이지요.

　같은 몸을 대상으로 하면서도 이런 관점의 차이가 있기 때문에 그 용어에 있어서 간혹 혼동이 일어나기도 합니다. 예를 들면 한의학에서 '간'이 좋지 않다고 했을 때, 이것은 서양의학에서 이야기하는 'liver'와는 조금 다른 것입니다. 서양의학에서 간이 나쁘다는 것은 간염이나 간암 그리고 간경화처럼 해부학적인 장기(간세포)에 문제가 있다는 것을 의미합니다. 하지만 한의학은 혈액과 혈관, 중풍과 같은 뇌의 영역, 감정적인 스트레스, 소화, 여성의 생리와 관련한 문제들이 생겼을 때 그 원인을 간에서 찾습니다.

　이런 차이 때문에 '해부학적인 간'에 문제가 생겼을 때 나타나는 증상들 중에는 '한의학의 간'과 연관이 있는 것도 있고 상관없어 보이는 다른 장부의 문제와 관련된 증상들도 있습니다. 또한 한의사가 간이 안 좋다고 하는 증상을 서양의사는 다른 곳의 문제라고 하기도 합니다. 분명 증상은 같은데 양쪽 의사의 설명이 다른 것이지요. 이것은 맞고 틀리다의 문제가 아니라 우리 몸을 바라보는 관점의 차이에서 오는 당연한 결과입니다. 또한 한의학과 서양의학 중 무엇이 더 우월하다고 할 수도 없습니다. 물질과 작용은 늘 같이 존재하는데 어느 쪽에 더 중심을 두고 설명하느냐에 따라 조금 다른 이야기가 될 뿐입니다.

　그리고 저는 갈수록 이 차이가 줄어들 것이라고 생각합니다. 서양과학이 점차 기계론적 세계관에서 탈피하고 있는 데 발맞추어 서양의학에서도 기능적 몸에 대한 관심이 커지고 있고 한의학은 반대로 실질적인 몸에 대한 공부가 쌓여가고 있기 때문입니다.

자연과 몸에 대한 한의학적 해부도

그러면 좀더 구체적으로 한의학에서는 우리 몸을 어떻게 보고 있는지 이야기하겠습니다. 물론 이것을 바라보는 틀 역시 음양오행이지요. 일단 표를 보실까요?

자연						오행	사람					
계절	현상	기후	방위	색	맛		오장	육부	오관	신체	감정	소리
봄	탄생	바람	동쪽	파랑	신맛	목	간장	담	눈	근육	분노	탄식
여름	성장	더위	남쪽	빨강	쓴맛	화	심장	소장	혀	혈맥	기쁨	웃음
장마철 환절기	변화	습기	중앙	노랑	단맛	토	비장	위	입	살	고민	노래
가을	수축	건조	서쪽	하양	매운맛	금	폐	대장	코	피부	슬픔	울음
겨울	휴식	추위	북쪽	검정	짠맛	수	신장	방광	귀	뼈	두려움	신음

이 표는 흔히 '오행배속표'라고 부르는 것으로 자연과 인간을 오행에 맞춰 구분해놓은 것입니다. 한의대에 들어가면 열심히 외워서 시험을 보는 것이고 한의학에 관심이 있는 분들은 한번쯤 봤을 내용이지요. 앞서 이야기한 것처럼 한의학에서는 자연과 사람을 볼 때, 그 생명의 원리—음양오행과 기—가 동일하고 서로 영향을 주고받는 관계로 봅니다. 이 표를 보면 그러한 관계가 구체적으로 어떻게 이루어지는지 알 수 있지요. 그런데 아무리 봐도 음양이 보이지 않지요? 하지만 기준선을 그으면 바로 음양이 드러납니다.

예를 들어 표에서 '오장'을 살펴보면 간장과 심장은 양, 폐와 신장은 음으로 볼 수 있고, '오장'과 '육부'를 함께 보면 오장은 음에 속하고 육부는 양에 속합니다. 또한 '신체'와 '감정'으로 구분하면 신체는 음, 감정은 양에 속한다고 할 수 있지요.

저는 사람과 자연에서 일어나는 현상을 음양오행의 원리로 구분해놓은 이 표가 기능적 몸에 대한 가장 기본적인 한의학적 해부도라고 생각합니다. 여기에 제시된 각각의 요소들이 서로 영향을 주고받으면서 살아움직이는 것이 바로 한의학이 생각하는 생명현상이고, 실제 진단과 치료 또한 이 기준에 맞춰서 이루어지고 있기 때문입니다.

그럼 이제 실제로 이 표를 한의학에서 어떻게 응용하는지 오행 중에 '토'를 예로 들어 설명해보겠습니다.

자연					오행	사람					
장마철 환절기	변화	습기	중앙	노랑	단맛	토	비장	위	입	살	고민	노래

장마철 또는 환절기
↓
비장과 위의 기능이 저하되어 몸은 늘어지고 입맛은 떨어짐
↓
몸은 스스로 부족한 것을 보충하기 위해서 단것을 먹고 싶어함

이런 식입니다. 그리고 이것을 역으로 해석하면 입맛이 떨어지고 단것이 먹고 싶다면 비위의 기능이 약해졌다는 신호로 파악할 수도 있습니다. 감정과 연결해서 생각하는 다른 예도 있습니다.

> 어떤 일 때문에 고민에 한참 빠짐
> ↓
> 비위의 기능에 문제가 일어남
> ↓
> 갑자기 살이 찌거나 빠진다

그래서 한의학에서는 살을 빼거나 찌우고 싶은 사람을 치료할 때, 모두 감정적인 문제를 살피고 비위 기능의 정상화를 목표로 하지요. 또한 음악을 들으며 식사를 하면 소화가 잘된다는 말도 표를 보면 쉽게 이해가 될 것입니다.

나머지 목화금수에 해당하는 것들도 이러한 방식으로 해석할 수 있습니다. 물론 우리 몸에 일어나는 반응들이 같은 오행선에서 수평으로만 일어나는 것은 아닙니다. 실제 임상에서 보면 오행 상호 간에 수직으로 일어나는 작용들 또한 발생하고 서로 얽히고설켜 있기도 합니다. 하지만 그것들도 오행배속표 안에서 일어나는 일이므로 기본이 되는 표를 알고 있으면 한의학적인 이야기들을 쉽게 이해할 수 있을 것입니다.

한의학적 인체의
화룡점정, 기

한의학에서 바라보는 사람의 몸은 외부와 단절된 하나의 독립된 개체라기보다는 외부에 대해 개방되어서 각각의 기능이 서로 긴밀하게 영향을 주고받는 '기능적 시스템'의 성격이 강합니다. 다른 생명과 마찬가지로 사람도 자연과 끊임없이 교류하며 살아가는 하나의 생명현상인 것이지요. 그리고 이 모든 생명현상에 없어서는 안 되는 것이 바로 '기'입니다. 단지 그림에 불과하던 용이 눈을 그려넣자 살아서 하늘로 올라갔다는 것처럼, '기'라는 생명의 불꽃이 탁, 하고 튀는 순간부터 우리 몸은 자연과 함께 호흡하는 살아 있는 존재가 되는 것이지요. 그리고 이 불꽃이 타오르다가 천천히 사그라지면 우리는 본래 왔던 자리로 되돌아가게 됩니다.

    이 기가 우리 몸에서 순환하는 통로를 바로 '경락'이라 합니다. 그리고 이 경락의 흐름을 조절하는 스위치와 같은 역할을 하는 것이 바로 '경혈'이지요. 경락과 경혈은 기와 함께 많은 분들이 그 실체를 확인할 수 없기에 명확하지 않은 부분이기도 합니다. 최근에 우리 몸의 미세한 전자기적 신호를 파악할 수 있는 방법들이 발견되면서 그 실체가 조금씩 밝혀지고 있지요.

저는 경락과 경혈을 신경계, 혈관계, 림프계처럼 그 자체가 독립된 구조를 갖추고 있으면서 우리 몸의 다른 부분과 유기적으로 작용하는 하나의 '계'로 인식하는 것이 가장 좋다고 생각합니다. 신경계에는 전기적 신호가, 혈관계에는 혈액이 흐르는 것처럼 경락계에는 기가 흐르고, 이것이 우리 몸의 모든 기능에 영향을 준다고 생각하는 것이지요.

그리고 이 경락계의 흐름을 조절해서 몸의 상태를 조절할 수 있는 자리가 경혈입니다. 집 안의 다양한 전원스위치가 전기선으로 연결된 각각의 전구를 밝히듯이 각각의 경혈은 그것이 속한 경락과 경혈의 특성에 따라 서로 다른 기능을 합니다. 예를 들면 위경락의 한 자리인 족삼리란 혈자리가 안으로는 위의 기능을 조절해 소화를 돕고, 혈이 위치한 다리의 통증을 낫게 하면서, 위경락이 연결된 얼굴의 병까지 좋아지게 한다는 식이지요.

경혈에 어떤 자극을 줌으로써 경락의 흐름을 조정하고 병을 치료하는 방법들이 바로 한의학적 치료의 중심이 되는 침과 뜸 그리고 부항입니다. 이 각각의 치료법은 자극(신호, 에너지)의 방식이 다르지만 치료의 원리는 동일합니다. 환자에게 적합한 방식을 선택해서 증상에 맞는 혈자리를 자극하면 경락의 흐름이 조절되어 몸속에 발생한 불균형이 바로 잡히는 것이지요. 이러한 방식 외에도 직접 우리 손을 이용할 수도 있습니다. 체했을 때 엄지와 검지 사이의 합곡혈을 눌러주거나 토할 때 등을 두들겨서 격수혈을 자극하는 것 그리고 여성분들이 좋아하는 경락마사지와 같은 것들이 여기에 속합니다. 최근에는 레이저나 아로마 에센스를 이용하기도 하고 약침, 봉침과 같은 약물을 주입하는 방식도 이용되고 있습니다. 이러한 치료법들은 저마다의 특색을 가지고 있지만, 경혈을 통해 경락을 지나는 기의 흐름을 조정해서 우리 몸과 마음의 상태를 좋게 한다는 점에서는 같다고 할 수 있습니다.

　이처럼 한의학에서 바라보는 인체는 어떻게 보면 음양오행의 '기운'이 '사람'이란 형태로 구현화된, 다양한 스펙트럼을 가진 하나의 에너지장(場)이라고 할 수 있습니다. 그리고 사람은 홀로 존재하는 것이 아니라 끊임없이 우리를 둘러싼 자연의 에너지와 교류하면서 살아가지요. 물론 그렇다고 해서 실재하고 있는 물질적인 몸을 가볍게 여기는 것은 아닙니다. 다만 그 이면에서 작용하는 것을 함께 바라본다는 차이가 있을 뿐입니다. 이런 관점에서 보면 사람은 정말 그 자체가 하나의 우주이기도 하지요.

한의학의
치료 원리

우리가 건강할 때는 모든 활동이 자연스럽게 일어납니다. 몸을 움직일 때도 통증이나 불편함이 없고, 밥도 잘 먹고, 잠도 잘 자고, 생각은 명료합니다. 이것을 앞서 살펴본 말들로 표현하면 우리 몸과 마음에서 '음양오행의 균형이 잘 잡혀 있고, 기는 충분한 상태'라고 할 수 있지요. 그리고 바로 이러한 상태에 이르도록 하는 것이 한의학적 치료의 목표입니다.

    한의학 서적을 보면 어떻게 해야 사람을 잘 치료할지를 설명하는 문구가 있습니다. 우리가 서울에서 부산을 간다고 했을 때, 자동차나 비행기 같은 이동수단들이 다양한 치료법이라면 이제부터 말할 문구들은 방향을 알려주는 나침반과 같습니다. 한의원에 가서 내가 받은 치료가 이 중 어떤 원칙에 의해 이루어졌는지 한번 살펴보세요.

천인상응(天人相應) 자연과 인간은 서로 이어져 있다.

조기치신(調氣治神) 기를 조절하고 정신을 다스린다.

부정거사(扶正祛邪) 자연치유력을 높여서 병을 다스린다.

치기미병(治其未病) 병이 나려는 기미가 보일 때 다스린다.

통즉불통(通則不痛) 기의 순환이 잘 이루어지면 통증이 없다.

이 말들을 보면 한의학적 치료가 기의 소통과 균형을 통해 우리가 본래 가지고 있는 병을 이겨내는 힘의 회복을 중시한다는 것과 드러난 병의 치료보다는 예방을 강조한다는 것을 알 수 있습니다. 물론 드러난 증상도 적절히 치료하지만 치료 과정에 항상 이러한 원칙이 바탕으로 깔려 있습니다.

한의학의 다양한 치료법들은 음양오행의 균형을 바로 잡고 기의 소통을 도와서 우리 몸의 치유력을 높이기 위해 이용됩니다. 앞서 이야기한 침과 뜸 그리고 부항과 같은 방법들은 경혈을 통해 경락을 지나는 기의 흐름을 조정해서 안으로는 오장육부, 밖으로는 신체 각 부분을 치료하지요.

예를 들면 소화가 잘 안 될 때는 오행 중 '토'에 속하는 위경락의 혈자리에 침을 놓는데 만약 평소 배가 차갑거나, 찬 것을 먹고 탈이 났거나, 오래된 병이라면 침 대신 뜸을 뜰 수도 있습니다. 거기다 위가 위치한 반대편인 등의 자리에 부항을 뜨기도 하지요. "내 손은 약손"하면서 아픈 부위를 손으로 문지르거나 침과 뜸을 놓는 혈자리에 지압을 할 수도 있습니다. 상황과 환자의 상태에 따라 적절한 치료법을 선택하지만 그 이치는 똑같습니다.

그리고 한약을 쓰는 이치도 마찬가지입니다. 음양오행의 균형을 회복시키고 기의 흐름을 원활하게 하는 것이 목적입니다. 다만 약은 보다 물질적인 차원에서 먹는 방식을 취한다는 것과 약초 자체가 하나의 생명이라는 점에서 조금 다를 뿐입니다. 말하자면 침과 뜸이 경락과 경혈에 있는 음양오행의 속성을 이용한다면 약은 약초가 가지고 있는 음양오행의 성질을 이용하는 것이지요.

예를 들면 어떤 사람에게 열이 많이 나서 그 열을 식혀줄 필요가 있을 때는 성질이 차가운 약초를 쓰고, 반대로 몸이 차가워져서 병이 났을 때는 성질이 따뜻한 약재를 써서 몸을 따뜻하게 해줍니다. 약초들이 가지고 있는 음양오행의 치우침을 이용해서 몸에 생긴 불균형을 조절하는 것이지요. 그러므로 모든 약은 필요한 순간에 필요한 만큼만 써야 합니다. 대부분의 약초는 한쪽으로 치우친 성질을 가지고 있으므로 굳이 필요하지 않은데도 먹거나 복용이 과했을 때는 탈이 나게 됩니다. '약은 곧 독이 될 수도 있다'라는 말은 이런 이유에서 나온 것입니다.

한의학에서 환자의 병을 치료하기 위해 쓰는 방법들은 그 겉모습은 다를지라도 바탕과 근본이 되는 원칙은 한의학적 세계관과 몸에 대한 관점에서 벗어나지 않습니다. 따라서 어떤 치료법이 한의학적인가 아닌가를 판단하는 기준은 외부에 드러난 방식이 아니라 어떤 생각을 가지고 그 방법을 쓰는가 하는 것이지요. 많은 사람들이 한의학을 과거의 유산으로 이야기하지만 이제까지 살아남고 발전할 수 있었던 것은 언제나 적극적으로 새로운 것들을 수용하고 시대의 변화에 적응했기 때문입니다. 물론 그 바탕에는 앞서 이야기한 원리들이 늘 자리잡고 있었습니다. 근본 원칙은 지키되, 그것을 풀어내는 방식은 자유로웠던 것이지요.

조금은 딱딱할 수도 있고, 안다고 해서 직접 내 건강을 좋게 해주는 것도 아닌 이런 이야기를 한 것은 앞서 말한 내용들이 한의학에 있어서 가장 기본이 되고 중요한 내용이기 때문입니다. '어떤 증상에 뭐가 좋다.' 이러한 말만 따라가다 보면 본래 한의학이 가지고 있는 큰길에서 벗어나 샛길로 새어버리고 맙니다. 언제나 판단의 기준은 가장 기본이 되는 데서 이루어져야 한다는 사실을 잊지 마세요.

알고 보면 별것 아닌 한의학 용어들

이 책에서 가능하면 일상적으로 많이 쓰이지 않는 용어들을 적게 쓰고 쉽게 풀어쓰겠지만, 꼭 써야 하거나 다른 말로 바꾸기 어려운 경우에는 한의학의 말들을 쓰게 될 것입니다. 새로운 게임을 시작하기 전에 규칙을 익히는 것처럼 몇 가지 낯선 용어들을 알고 가면 생활한의학의 내용을 이해하는 데 훨씬 도움이 될 것입니다.

기혈(氣血) 한의학적 의미를 모두 표현하기는 어렵지만 기는 생체에너지, 힘, 활력을 의미하고, 혈은 우리가 흔히 말하는 혈액을 의미한다고 보면 무리가 없습니다. 흔히 피로를 느낄 때 '기나 혈이 허하다'는 표현을 쓰는데 그것은 다음과 같은 증상을 의미합니다.
기가 허할 때의 증상 만사가 귀찮고, 무기력해서 밖에 나가서 활동하기가 싫으며, 말조차도 하기 싫을 때가 있다. 힘이 없고, 입맛이 없으며 호흡도 약하다. 움직이면 쉽게 땀이 나고, 대변은 묽은 경향이 있으며, 때로는 내장 하수증이 발생하기도 한다.
혈이 허할 때의 증상 얼굴에 핏기가 없고 입술이 창백하다. 자주 어지러움을 느끼고, 때때로 손발이 저리거나 쥐가 잘 난다. 손톱이 거칠어지고 머리칼의 윤기가 없어진다. 여성의 경우 생리혈의 양이 줄거나 한두 달씩 건너뛰기도 한다.

원기(元氣), 정혈(精血) 기혈이 비교적 겉으로 드러난 활력이나 영양의 상태를 의미한다면 원기와 정혈은 보다 근원적인 의미를 담고 있습니다. 이른바 생명력의 핵이라고 할 수 있지요. 이 핵의 에너지적 측면이 원기, 물질적 측면이 정혈입니다. 그래서 중병으로 원기와 정혈이 손상되면 건강을 이전처럼 회복하기 어려운 경우가 생기기도 합니다.

음양(陰陽), 오행(五行) 음양은 모든 존재와 현상에 나타나는 상대적인 상반된 속성과 이것을 파악하는 생각의 틀을 의미합니다. 오행은 자연과 생명의 5가지 변화 패턴과 이것을 파악하는 생각의 틀이라고 할 수 있습니다.

경락(經絡), 경혈(經穴), 맥(脈) 경락은 '몸속에서 기가 순환하는 통로'들로 이루어진 하나의 시스템입니다. 세로로 흐르는 것을 '경맥(經脈), 경맥들을 이어주는 것을 '락맥(絡脈)', 이 둘을 합해서 경락이라고 부릅니다. 그리고 경락에 흐르는 기의 흐름을 조절하는 스위치가 경혈입니다. 또한 몸에는 경락의 상태가 잘 나타나는 곳(주로 동맥 부위)이 있는데 이런 부위를 손으로 눌러 그 흐름을 파악하는 것을 진맥이라고 합니다.

장부(臟腑) 오장에는 간장, 심장, 비장, 폐장, 신장이 있고, 육부에는 담, 소장, 위, 대장, 방광, 삼초가 있습니다. 한의학의 장부는 서양의학의 해부학적 장기와 일치하지 않습니다. 한의학에서는 장부를 기능적인 시스템이라고 이해합니다.

체액(體液), 진액(津液) 체액이 몸속 수분 전체라면 진액은 기능적인 의미입니다. 진액은 각 부분에 수분을 공급하고, 노폐물을 배출시키며, 피부를 촉촉하게 하고, 질병에 대한 방어 작용을 합니다. 혈액, 림프, 땀, 소변, 점액 등이 진액에 포함됩니다.

울화(鬱火), 허열(虛熱) 두 가지 모두 느껴지는 증상은 열입니다(체온계에는 나타나지 않거나 미열 정도인 경우가 많습니다). 하지만 울화는 심리적 스트레스나 맵고 자극적인 음식, 약물 등으로 누적된 열에 의해 생기고, 허열은 냉각수 역할을 하는 체액의 감소나 체액순환에 이상이 생겨 열이 한곳(주로 손과 발, 가슴과 얼굴)에 편중되어 생깁니다.

습(濕) 말 그대로 습기를 연상하시면 됩니다. 외부의 습기에 과도하게 노출되거나 체액순환이 정체되어 쌓이면 과도한 습기로 인한 병증이 나타납니다. 팔다리가 저리고 아픈 증상, 몸이 붓고 무거운 증상, 얼굴빛이 누렇게 되는 증상 등이 있고 설사를 하기도 합니다.

담(痰) 진액의 순환이 정체되면 우리 몸은 순환을 시키기 위해 애를 씁니다. 이 과정에서 열이 발생하고 이 열에 의해 진액이 줄어들면 좀더 점성이 높은 물질이 되는데 이것이 담입니다(잼을 만드는 과정을 떠올려보세요). 한자에 불(火)이 들어 있는 것도 이런 까닭이지요. 한의학에서는 담에 의한 기혈순환의 정체가 많은 병의 원인이라고 봅니다.

난 태양인, 넌 소음인. 어디까지 믿어야 할까?

최근 몇 년 사이에 부쩍 체질에 대한 관심이 높아진 것 같습니다. 먼저 체질론에 대한 개인적인 생각을 말씀드리겠습니다. 요즘 많은 분들이 이야기하는 체질은 '사상체질'을 말하는 것 같습니다. 사상의학은 조선 후기 이제마에 의해 만들어진 한의학의 새로운 조류입니다. 사람을 체형과 성격, 장부의 강약, 병이 날 때의 특성에 따라 태양·태음·소양·소음의 네 가지로 구분해서 체질에 맞게 병을 치료하고 예방하며 평상시의 생활도 체질에 맞게 해야 한다는 내용을 담고 있지요.

그런데 사상의학이 나오기 전에도 사람을 일정한 기준에 따라 분류해서 보는 체질론은 있었습니다. 한의학의 고전인 『황제내경』 「영추」의 25인론, 갈레누스의 체액설이 대표적이고 이제마와 비슷한 시기에 일본한의학에서는 체질을 3가지로 구분하는 이론이 생겼습니다. 최근에는 팔체질론, 형상의학과 같은 이론도 있고 혈액형으로 나누는 내용도 유행하고 있지요. 넓게 보면 심리검사에 의한 분류도 체질론의 영역에 속한다고 할 수 있습니다. 사람을 어떤 기준에 맞춰 나누는 것은 사상의학이 유일한 것도 아니고 동양과 서양 모두에서 공통된 현상입니다. 왜냐하면 이렇게 나누면 환자를 진료할 때 편하기 때문입니다. 말하자면 일종의 '매뉴얼'인 셈이지요.

하지만 이러한 분류를 일반인들이 너무 절대적인 것으로 받아들이는 데서 문제가 발생합니다. 상식적으로 어떤 집단의 사람들을 두고 선을 그어 나누었을 때 사람들의 위치는 각기 다르기 마련입니다. 사상체질을 예로 들면 전형적인 태음인이 있는가 하면 소음인과의 경계에 가까운 사람도 존재하지요. 진료의 편의를 위해 구분해놓은 것을 어떤 절대적인 기준으로 받아들이면 곤란합니다. 특히나 사상의학을 창시한 이제마의 본래 뜻은 '각기 다른 체질을 가진 사람들의 개인적 그리고 사회적 통합과 조화'인데 최근의 흐름은 '나는 ○○인이니까 뭘 먹으면 좋고 뭘 먹으면 안 좋아'라는 식의 말초적이고 편을 가르는 듯한 내용이 대부분입니다. 이것은 분명 잘못된 것입니다. 그런 식으로 사는 것은 현실적으로 불가능할뿐더러 사람이 편협해집니다. 게다가 많은 체질론이 있는데 그것에 다 맞춰 살 수 있을까요? 한의학의 목적은 음양오행의 조화와 균형인데 이런 식의 삶은 오히려 부조화와 불균형을 가져올 수 있지요.

따라서 어떤 체질론의 내용을 접하더라도 나를 해석하는 많은 방법 중의 하나로 받아들이길 부탁드립니다. 좋은 지식은 나를 자유롭게 만드는 것이지, 구속하고 불편하게 만드는 것이 아니란 것을 잊지 마시길 바랍니다. 이것은 물론 제가 전하는 내용들에도 마찬가지로 적용됩니다.
그럼 사상의학에서 말하는 체질에 대해 설명하겠습니다.
우선 체질은 유전인자에 영향을 받는다고 생각합니다. 그리고 체질을 결정하는 요소는 유전적인 요소와 더불어 생활 방식과 환경이라고 봅니다. 사상의학을 중시하는 분들은 선천적 체질이란 변하지 않는다고 하지만 저는 변할 수 있다고 생각합니다. 체질을 구분하는 방법을 볼 때 다 내게 해당한다고 느꼈다면 본인의 위치가 아까 말씀드린 체질 구분선의 경계에 가깝다고 생각하면 될 것입니다. 또한 의사에 따라 체질을 구분하는 기준선에 있는 사람을 어떻게 판단하느냐는 조금씩 다를 수도 있습니다. 최근에는 설문지나 진단기계를 이용해서 알아보기도 하는데 마찬가지로 사람이 하는 일이니 오차가 있을 수 있다고 생각합니다.
사상의학에서 말하는 체질별 특성을 본 분들 중 아마 많은 분들이 '나는 어떤 체질에 속할까?' 하는 궁금함을 가지고 내용을 보았을 것이라고 생각합니다. 그래도 괜찮습니다. 하지만 그 속에 자신을 가두지 마세요. 끝으로 사상의학을 창시한 이제마의 『동의수세보원』 중 한 구절을 인용하고 체질별 특성을 말씀드리겠습니다. 체질을 나누고 그에 맞춰 사는 것보다 더 중요한 것은 한 인간으로 어떻게 사는가 하는 문제를 말하는 구절입니다.

> 생각해보건대 이 세상에서 병을 얻는 것은 모두 어질고 나보다 뛰어남을 질투하는 데서 시작하고, 병을 구원한다는 것은 모두 어질고 착한 것을 좋아하고 즐기는 데서 시작한다. 그러므로 어질고 능력 있는 사람을 질투하는 것은 세상의 가장 많은 병이고, 어질고 착한 사람을 좋아하는 것은 세상에서 가장 큰 약이다.
> 『동의수세보원』「광제설」중

외모

태양인	목덜미가 실하고 머리가 크다. 얼굴은 둥근 편이고 이마가 넓으며 광대뼈가 발달했다. 눈에 광채가 있다. 척추와 허리가 약해 오래 앉지 못하고 기대거나 눕기를 좋아한다. 다리에 힘이 없어 오래 걷지 못한다. 마른 체형이 많다.
소양인	머리는 짱구거나 둥근 편이고, 얼굴은 명랑하다. 눈이 맑게 빛난다. 입은 크지 않고 입술이 얇으며 턱이 뾰족하다. 피부는 희지만 윤기가 적고 땀이 별로 없다. 가슴이 발달하고 허리가 약하다. 몸은 살이 찌지 않은 편이다. 상체가 실하고 하체가 가벼워서 걸음이 빠르다.
태음인	얼굴 윤곽이 뚜렷하고 이목구비가 크며 입술이 두껍고 턱이 길다. 허리가 발달했고 목덜미 위가 약하다. 골격이 굵고 키가 크며 살찐 사람이 많은데, 특히 손발이 크다. 피부와 살이 단단하고 땀구멍이 성글며 땀이 많은데 찬밥을 먹어도 땀을 흘린다. 상체보다 하체가 충실하므로 걸을 때 약간 고개를 숙이고 걷는 습관이 있다. 전체적으로 교만한 인상을 준다.
소음인	이목구비가 잘 짜여져 있어 여자의 경우 오밀조밀한 미인이 많다. 이마가 솟아 있고 이목구비가 크지 않으며 눈에 광채가 없다. 상체보다 하체가 발달하지만 전체적으로 균형이 잘 잡혀 있다. 피부가 부드럽고 땀이 적다. 전체적으로 얌전하고 조용한 느낌이다. 한숨을 잘 쉰다.

심리

태양인	남과 잘 소통하고 결단력과 추진력이 강하다. 두뇌가 뛰어나고 창의력이 있다. 반면에 계획성이 적고 대담하지 못하며 남을 공격하기 좋아한다. 영웅심과 자존심이 강하다. 일이 잘 안 풀릴 때 분노가 극심하다.
소양인	밖의 일을 좋아하고 집안일에는 소홀하다. 성질이 급하고 판단력은 빠르나 계획성이 적고 일이 잘 안 풀리면 쉽게 체념한다. 마음먹은 일은 물불을 가리지 않는다. 다소 가벼운 감이 있지만 다정다감하고 봉사정신이 강하며 뒤끝이 없다. 일을 저지르기는 잘 하나 마무리가 약하다.
태음인	겉으로는 점잖으나 속으로는 음흉하며 속내를 내비치지 않는다. 마음이 바다처럼 넓어서 사람들의 존경을 받기도 하지만 한번 고집을 부리면 밴댕이 소갈머리가 된다. 마음먹은 일은 끈기를 가지고 묵묵히 해나가서 대성하는 타입이다. 자신만의 논리를 가진 경우가 많다.
소음인	내성적이고 사교적이다. 외유내강형이 많다. 세심하고 과민해서 불안을 자주 느낀다. 자기 위주로 생각하고 이익을 위해서는 뭐든지 한다. 그래서 주위에 잘 베풀지 않는다. 두뇌 회전이 빠르고 조직적이며 사무적이다. 완벽주의 성향이 있고 질투심이 강하다. 늘 작은 일에도 고민을 하므로 신경증이 많다.

좋은 음식

태양인	새우, 조개류, 포도, 곶감, 다래, 모과, 앵두, 채소류, 메밀
소양인	돼지고기, 계란, 굴, 해삼, 게, 새우, 전복, 수박, 참외, 포도, 배추, 오이, 가지, 호박, 보리, 팥, 녹두, 참깨, 메밀
태음인	소고기, 우유, 담백한 생선, 배, 밤, 호두, 은행, 무, 도라지, 연근, 고사리, 마, 토란, 밀, 콩, 율무
소음인	닭, 양, 염소, 노루, 꿩, 참새, 개, 명태, 고등어, 미꾸라지, 장어, 대추, 사과, 귤, 파, 복숭아, 토마토, 시금치, 미나리, 양배추, 당근, 감자, 마늘, 후추, 들깨, 엿, 찹쌀, 꿀, 조

이것이 궁금해요
한의학 Q&A

한약에 관해

Q 한약 먹을 때 주의해야 할 생활습관이나 식습관은 어떤 게 있나요?

A 생활습관이나 식습관은 몸과 마음의 상태에 큰 영향을 주므로, 이것을 바르게 가져가는 것을 건강의 기본으로 생각하고, 약이나 치료는 지금의 상태를 회복시켜주는 데 도움을 주는 것으로 생각하는 것이 좋습니다. 한약 복용 시의 주의점이라면 우선 일반적인 탕약의 경우 우리가 약을 먹고 그것을 소화해야 하므로 여기에 방해가 되는 너무 자극적인 음식은 피하는 것이 좋습니다. 기름진 음식이나 과식도 삼가는 것이 좋지요. 그리고 처방의 구성에 따라 특정 식재료를 금하기도 하는데, 그것은 어떤 약초와 서로 상극의 관계이거나 혹은 약 자체의 효능을 무효화하기 때문입니다. 복용시간은 탕약의 종류에 따라서 조금씩 다르지만 일반적인 생약은 식후 1시간 정도에 복용하는 것이 좋습니다. 뒤이어 소개하겠지만 생활습관에 있어서는 일반적으로 건강에 도움이 된다고 생각하는 것을 실천하면 됩니다.

Q 한약 먹을 때 좋은 체질이 정해져 있나요?

A 이것은 밥 먹기 좋은 체질이 정해져 있냐고 묻는 것과 비슷합니다. 약 먹기 좋은 체질은 없다는 것이 제 생각입니다. 하지만 특정 식품에 알레르기가 있는 분처럼 특정 약재에 거부반응을 보이는 분이 있고, 한약의 맛과 향에 대한 개인적인 좋고 싫음의 차이는 당연히 있겠지요. 그런 것을 제외한다면 몸과 마음의 상태에 맞게 처방을 잘 구성하느냐의 문제가 있을 뿐, 체질의 차이는 없다고 생각합니다.

Q 한약을 먹으면 살이 찐다고 하는데 정말 그런가요?

A 한약 처방 중에 비위의 기능이 저하된 사람 또는 신경이 예민하거나 허약체질인 사람이 살이 찌도록 돕는 처방들이 있기는 합니다. 하지만 상식적으로 모든 한약 처방이 그런 것은 아니겠지요. 살을 빼는 데 도움이 되는 처방도 있는 것을 보면 말이죠. 다만 몸이 좋아지면서 본인에게 맞는 체중으로 돌아가는 경우는 많습니다. 이때 정상보다 너무 마른 경우라면 자연스럽게 체중이 증가할 수도 있고, 반대로 자연스럽게 체중이 빠지는 경우도 있습니다. 물론 대부분의 경우는 체중에 변화가 별로 생기지 않지요. 한약을 먹으면 살이 찐다는 속설은 여름에 한약을 먹으면 땀으로 다 나온다는 말과 함께 잘못 알려지거나 일부의 경우가 과하게 해석된 이야기라고 생각합니다.

Q 간이 안 좋으면 정말 한약 먹어서는 안 되나요?

A 간이 안 좋으면 간을 치료하는 한약을 먹어야겠지요. 현대의학적으로 간이 나빠진 경우에 쓰는 처방들이 한의서에도 있습니다. 이런 처방이 실제로 간수치를 정상화하고 그 기능을 회복시키는 데 도움이 된다는 것이 과학적으로 입증되었습니다. 한약에 대한 이런 오해가 생기게 된 이유는 일부 처방이 실제로 전격성 간염과 같은 질환을 발생시켜서 입니다. 몸의 상태에 맞지 않았거나 한약의 투여가 간에 부담이 된 경우였겠지요. 하지만 '모든 한약이 간에 안 좋다.' 이것은 잘못된 이야기라고 생각합니다. 만약 누군가 '무조건 한약은 간에 나빠요'라고 말한다면 그 사람은 한약을 잘 모르기 때문에 그렇게 말한다고 봐도 무방합니다.

이것이 궁금해요
한의학 Q&A

Q 여름에 한약을 먹으면 안 좋다는데 사실인가요?

A 여름에 한약을 먹으면 땀으로 다 나간다고 하면서 그런 말을 하는 경우가 있는데 그렇지 않습니다. 우리나라에서 여름철 땀으로 인해 부족해지는 기운을 보충하기 위한 음식 문화가 발달한 것만 봐도 앞뒤가 안 맞는 말이지요. 오히려 한약 처방 중에는 여름을 건강하게 나기 위한 것들이 많이 있습니다. 더위로 인해 지치거나 잘못된 음식으로 탈이 난 것을 치료하기 위한 처방들이 대표적이지요. 게다가 『조선왕조실록』에는 여름이 되면 한약재를 이용한 음료인 제호탕을 왕에게 올렸다는 기록도 있습니다. 계절에 관계없이 약이 필요한 상황이면 쓰는 것이지요.

Q 아이들은 한약을 몇 살부터 먹어도 되나요?

A 아이들에게 병원에서 처방받은 약을 몇 살부터 먹이시나요? 소아과에서는 아주 어린 아이들도 병이 있으면 약을 씁니다. 한약도 마찬가지입니다. 필요하면 돌이 지나지 않은 아이들에게도 씁니다. 제 아이의 경우에도 7개월 무렵에 감기 기운이 살짝 있어서 한약을 먹였지요. 아이가 속이 불편한 것 같으면 맥아를 끓여서 그 물을 먹이기도 하구요. 다만 아이들은 신체 기능이 약하고 체중이 가볍기 때문에 그에 준해서 복용량을 조절해야 합니다. 아이의 몸에 필요하고 제대로 처방을 구성한다면 아주 어려서부터 한약을 먹여도 된다고 생각합니다.

Q 한약을 먹는 기간과 한약의 효과가 지속되는 기간이 비례하나요?

A 저는 이것을 설명할 때 물동이에 물을 붓는 것과 비슷하다고 말씀을 드립니다. 빈 물동이에는 물을 오래 부어야 물이 차오르지요. 하지만 물이 많이 있는 경우라면 조금만 부어도 금세 가득 찹니다. 그런데 바닥이 깨졌다면 물이 잘 차지도 않고 채워도 쉽게 물이 줄어들겠지요? 약도 마찬가지입니다. 약을 복용하는 시점에서의 내 몸 상태 그리고 그러한 병적인 상태를 만들었던 생활 속의 원인을 얼마나 잘 바꾸느냐에 따라 몸이 회복되는 속도와 좋은 상태가 유지되는 기간이 모두 달라집니다. 100미터 달리기를 하고 물 한 컵을 마시면 금방 갈증이 풀리지만 마라톤을 완주한 사람에게 물 한 컵은 그 효과가 다른 것처럼 말이지요. 약은 좋은 상태로 회복하기 위한 계단과 같습니다. 좋은 상태를 유지하기 위해서는 약보다 생활을 우선해야 합니다.

Q 한 번에 여러 종류의 한약을 먹어도 괜찮나요?

A 병을 치료할 때 2~3가지 종류의 약을 병행하는 경우도 있습니다만 그런 경우를 제외한다면 한 번에 여러 종류의 한약을 먹는 것은 삼가는 것이 좋습니다. 각각 처방의 작용이 달라서 효과가 나지 않거나 오히려 몸에 해가 될 수 있기 때문입니다. 따라서 평소 먹는 한약이 있는데 다른 약을 복용하려고 한다면 임의로 판단하지 마시고 약을 처방한 의사와 상의하시길 바랍니다.

이것이 궁금해요
한의학 Q&A

Q 약재로 우리 땅에서 난 것을 고집해야 하나요? 그렇다면 그 이유는 무엇인가요?

A '신토불이' 말씀이지요? 저는 이 부분을 두 가지 측면에서 바라보고 있습니다. 먼저 과거 약재가 귀했던 시대에는 약초를 수급하는 것이 국가적으로도 큰일이었다는 점입니다. 국민의 건강수준은 곧바로 국력과 연관되는 일이었으니까요. 따라서 우리 땅에서 나는 향약을 통해 부족한 것을 대체하고 국민들의 건강을 돌봐야 했지요. '내가 사는 땅에서 자란 향약으로 내 몸을 다스린다.' 이것이 일종의 국가적인 캠페인 사업이었던 셈입니다.

또 하나는 사람을 생태계의 일원으로 보는 관점입니다. 전체 생태계의 균형이라는 측면에서 볼 때, 병이 나게 한 원인이 있다면 생태계 내부에는 그것과 상극이 되는 요인, 즉 나의 병을 고치는 것도 존재해야 합니다. 그래야 균형이 맞으니까요. 따라서 내가 살고 있는 지역에서 내 병을 고치는 약재를 찾을 수 있다는 결론에 이릅니다.

하지만 신토불이에 대한 제 생각을 결론부터 말씀드리면 저는 우리 땅에서 나는 것만을 고집할 필요는 없다고 생각합니다. 현실적으로 기후조건 때문에 우리나라에서 자라지 않는 약재도 있습니다. 개인적으로는 신토불이를 넘어서 전체적으로 믿을 수 있는 건강한 먹을거리와 약재의 확보가 더 시급한 문제라고 생각합니다. 건강한 약재와 로컬 푸드 개념으로서의 신토불이가 만나야겠지요. 무조건 우리 것이니까 좋은 것? 이것은 아니라고 봅니다.

Q 술 먹고 한약을 먹으면 안 되나요?

A 한의학의 치료는 약과 침 모두 몸속 음양오행의 균형을 잡고 기혈의 흐름을 바르게 하는 것을 목표로 합니다. 그런데 술은 그 기혈의 흐름을 어지럽히지요. 만약 술을 먹은 상태에서 약을 먹는다면 술의 해독을 돕는 약을 먹어야지, 다른 목적의 약을 먹는 것은 좋지 않습니다. 또한 술이 들어가면 우리 몸은 우선적으로 이것을 처리하는 데 집중하는데, 그런 상태에서 한약이 또 들어가면 위장에도 부담을 주게 됩니다. 반주로 한두 잔이면 술기운이 사라진 후에 약을 먹어도 무방하지만, 취할 정도로 마셨다면 복용을 하지 않아야 한다고 생각합니다.

Q 양약과 한약을 같이 복용해도 상관없나요?

A 외국의 경우에는 한 병원에서 한약과 양약을 동시에 처방하기도 하고, 한약을 복용하는 분들 중에 실제 상당수가 양약을 복용하고 있습니다. 일반적으로 이런 경우에는 두 약을 1시간 이상 간격을 두고 복용하는 것이 좋습니다. 하지만 병의 종류와 몸의 상태에 따라 과도한 약의 복용이 몸에 해가 될 수도 있고 두 약의 작용이 상반될 수도 있으므로 한약 처방을 받기 전에 의사에게 복용 중인 약을 알리는 것이 좋습니다.

이것이 궁금해요
한의학 Q&A

한의원에서 받는 치료에 관해

Q 진맥을 하고 어디가 안 좋다고 하는데 믿을 만한가요?

A 결론부터 말씀드리면 믿을 만합니다. 우리가 흔히 진맥이라고 하는 행위는 의사의 진단 과정에 있어서 일부분에 불과합니다. 진단은 보고, 듣고, 냄새 맡고, 묻고, 손으로 만지는 진단 행위—이것을 망문문절(望聞問切)이라고 표현합니다—에서 손으로 만져서 아는 진단 행위의 일부입니다. 환자의 상태를 눈으로 살피고, 체취나 분비물의 냄새를 맡고, 귀로 음성이나 병증에 따라 나타나는 소리를 듣고, 환자와 함께 묻고 답하는 행위를 하며, 손으로 맥의 박동을 살핍니다. 진단은 이런 과정을 통해 얻은 여러 반응들을 종합해서 환자의 상태를 파악하는 것이지요. 의사는 환자를 통해 얻은 정보를 오랜 시간 축적된 데이터베이스와 자신의 경험에 비추어 진단을 내립니다. 여러 매체에서 진맥을 신비한 것으로 다루면서 도리어 신뢰도가 떨어지지 않았나 하는 생각이 듭니다.

Q 뜸을 뜨면 화상을 입기도 하는데 괜찮은 건가요?

A 가능한 화상을 입지 않게 뜨는 것이 좋다고 생각합니다. 뜸을 뜨는 혈자리는 경락을 조절하는 자리일 뿐만 아니라 그 자체로 외부의 기운과 소통하는 역할을 한다고 한의학에서는 생각합니다. 따라서 심한 화상을 입어 혈자리의 피부상태가 변화하면 그 자리는 본래 역할을 100% 발휘할 수 없게 됩니다. 득보다 실이 많게 되는 것이지요. 다만 그 자리를 포기하면서까지 중한 병을 고치고자 할 때는 화상을 입을 정도로 강하게 치료할 수도 있습니다. 그런 경우가 아니라면 화상을 입지 않는 범위에서 뜨는 것이 좋습니다.

Q 정형외과에서 받는 물리치료와 한의원에서 받는 물리치료는 어떤 차이가 있나요?

A 양측의 물리치료에 차이는 없습니다. 의학의 역사를 살펴보면 서양의학에서도 처음에는 물리치료에 대해 부정적이었습니다. 병원에서 할 일이 아니라면서요. 하지만 물리치료를 하는 병원에 대한 환자들의 선호도가 높아지자 점차 제도권 의학도 수용하게 되었지요. 그리고 한의학의 역사에도 안마와 같은 치료법이 있었고 도구를 이용한 치료법들도 존재했습니다. 기술의 발달과 함께 다양한 물리치료 기계들이 선보이고 있는데, 이것 자체에 한방 혹은 양방의 성격이 있는 것은 아니라고 생각합니다. 각자 자신의 의학적 관점에 맞고 필요하다면 가져다 쓸 뿐이지요.

Q 부항을 뜨면 검은 피가 나오고 이 피를 더러운 피라고들 하는데요, 이게 정말인가요?

A 그렇지 않습니다. 우리 몸에 나쁜 피나 더러운 피는 없습니다. 다만 타박상 같은 실질적인 외상으로 멍이 든 경우나 혈액의 순환이 정체된 것(정체가 심할수록 그 색이 어두울 수는 있습니다)은 있습니다. 이런 것을 한의학에서는 어혈(瘀血)이라고 표현하지요. 피를 뽑아내는 부항은 이런 어혈의 상태를 풀어내거나 침이나 뜸처럼 특정 경혈을 자극해서 치료 효과를 거두기 위한 것입니다. 하지만 효과가 강한 만큼 우리 몸에 주는 부담도 크므로 가능한 최소한의 범위에서 하는 것이 좋다고 생각합니다.

이것이 궁금해요
한의학 Q&A

Q 침이나 부항, 뜸 같은 치료는 체질에 관계없이 누구나 받을 수 있는 건가요?

A 네. 말씀하신 치료는 누구나 받아도 괜찮습니다. 다만 이러한 치료의 경우 내 몸의 상태가 불안정할 때는 삼가는 것이 좋습니다. 의서에서는 술에 취했을 때, 크게 화가 났을 때, 일을 과하게 했을 때, 지나치게 배가 부르거나 고프고 목이 마를 때는 침을 놓지 말라고 했습니다. 또한 감정이 불안정할 때는 편안해진 후에, 마차를 타고 온 사람은 누워서 잠시 쉬게 한 후에 침을 놓으라고 했지요. 이외에도 천둥번개가 심하게 치는 등 기후가 매우 불안정할 때도 삼가라고 했습니다. 이러한 사항을 지킨다면 침, 부항, 뜸은 누구나 받을 수 있다고 생각합니다.

Q 사람마다 침을 놓는 자리가 다 똑같나요?

A 한의학에서 침을 놓는 방식이나 원칙은 여러 가지가 있습니다. 그래서 같은 증상으로 한의원에 가도 침을 맞는 자리가 다를 수 있습니다. 비유하자면 시소의 한쪽이 내려갔을 때, 균형을 잡기 위해 내려간 쪽을 올릴 수도 있지만 반대쪽을 내릴 수도 있는 것처럼 말이지요. 또한 같은 효과를 낼 수 있는 혈자리가 여러 곳이 있고, 치료를 받는 환자의 상태가 변할 수도 있기 때문에 시술자마다 혹은 같은 시술자라도 치료 경과에 따라 침을 놓는 자리는 달라질 수 있습니다.

한의학과 한의원에 관해

Q 한의원에서는 어떤 식으로 사람의 건강을 검사하나요?

A 기본적으로 앞서 진맥 부분에서 이야기한 망문문절의 4가지 방식을 기본으로 해서 진단합니다. 그 외에 최근에는 사람의 몸과 정신의 기능적 상태를 검사할 수 있는 진단기들이 있는데 그러한 장비를 필요에 따라 이용하기도 합니다. 혈액이나 소변 검사의 결과를 참고하기도 하고, 엑스레이나 CT 같은 방사선 촬영을 진단하는 데 참고하기도 합니다. 물론 이러한 방법들을 어떻게 이용하는가는 의사 개인에 따라 다릅니다. 전통적인 방식을 더 중요하게 여기고 이를 고수하는 한의사가 있는가 하면 새로운 장비들이나 서양의학의 진단 결과를 적극적으로 이용하는 한의사도 있습니다.

Q 요즘은 한방종합병원도 많이 늘어났는데요. 그런 병원을 보면 진료과가 나뉘어 있던데 한방에서도 그렇게 진료과를 나눌 수가 있나요?

A 질병군에 따라 진료 과목을 나누는 것은 한방도 얼마든지 가능한 일입니다. 한의학의 역사를 봐도 부인과나 외과, 소아과 등 특정 영역의 환자를 잘 치료한 의사들이 존재했습니다. 요즘으로 치면 전문의인 셈이지요. 서양의학의 분과에 맞추어 과를 나눈 것은 전체를 다 같이 본다는 한의학의 관점과는 약간 다르지만, 그 운용의 묘를 살린다면 한방병원의 분과제도도 좋다고 생각합니다.

이것이 궁금해요
한의학 Q&A

Q 아플 때, 이 증상을 고치러 한의원을 가도 되는지 잘 판단이 안 되는데요, 예를 들어 감기, 골절, 암 같은 것들로 아플 때 한의원을 가도 되나요?

A 제 생각에는 동네 의원 그러니까 내과나 이비인후과 그리고 소아과나 가정의학과에서 진료하는 질환은 한의원에 가도 된다고 생각합니다. 하지만 어느 쪽이 더 효과가 더 좋은지는 병의 종류나 환자의 상태에 따라 변수가 크므로 단정해서 말하기 어렵습니다. 이 기준이 애매하다 싶은 분들은 자신의 병이 수술을 할 수도 있는지 아닌지로 판단하면 조금 간단해질 것입니다. 뇌졸중이나 심장마비처럼 생명유지를 위한 빠른 조치가 필요한 경우 그리고 외과적인 수술이 꼭 필요한 경우를 제외한다면 한의원에 가도 된다고 생각합니다. 그리고 이러한 판단을 위해서라도 자신을 잘 아는 주치의가 필요하겠지요.

Q 한의원도 의료보험 처리가 되나요? 된다면 어느 정도 범위까지 가능한가요?

A 일반적으로 한의원에서 받는 치료인 침, 뜸, 부항 그리고 상담요법이나 일부 물리치료 같은 환자에게 필요한 의료적 처치는 의료보험이 보장합니다. 하지만 그밖에 이루어지는 치료의 경우에는 '비급여'라고 해서 환자 개인이 부담해야 합니다. 그리고 한방제약회사에서 의료보험용으로 나오는 산제(가루약)의 경우에도 보험이 적용됩니다. 이에 반해 한의원에서 다려주는 탕약은 아직 의료보험 대상이 아닙니다. 하지만 교통사고나 운동 중 당한 부상처럼 몸을 다쳐서 치료 목적으로 탕약을 복용할 때는 계약조건에 따라 자동차보험과 상해보험 같은 사보험에서 보장해주기도 합니다.

Q 한의학에는 수술이라는 개념 자체가 없는 건가요?

A 있습니다. 실제로 과거에는 수술을 했지요. 생각해보면 과거에는 참 많은 전쟁이 있었습니다. 그 와중에 수많은 부상자들이 나왔을 것이고, 그중에는 외과적인 수술이 필요한 사람들도 있었을 것입니다. 그들을 누가 치료했을까요? 당연히 당시의 의사들이 치료했을 것이고 그들은 한의사였겠지요. 기록을 봐도 화타나 유부처럼 수술에 능한 의사들이 등장하지요. 하지만 최근에는 침을 이용해서 수술 시 마취를 대신하거나 약의 사용을 줄이는 시도는 있지만 한의사가 실제 수술을 하지는 않습니다.

3장

평범하지만 강력한 하루 건강법

하루를 살다 보면 우리는 알게 모르게
많은 선택의 기로에 서게 됩니다.
어떤 길을 선택하느냐에 따라서
우리 앞에 펼쳐지는 세상이 바뀌지요.
건강에 '+'가 되는 선택을 하느냐?
아니면 '-'가 되는 선택을 하느냐에 따라
그 결과의 누적이 건강에 반영되는 것입니다.

하루가 쌓이고 쌓여서
건강한 삶으로

많은 사람들이 '건강하게 살려면 어떻게 해야 할까?'라는 질문에 대해서 다양한 이야기를 합니다. 그리고 그 대부분이 '무엇을 먹으면 좋다' '뭐를 하면 좋다' 하는 식이지요. 그 건강법을 지켜 고령의 나이에도 젊음을 자랑하는 분들이 텔레비전에라도 나오면 나도 그럴 수 있을 것만 같습니다. 그렇게만 해서 평생 건강하게 산다면 정말 좋겠지요. 그런데 산다는 일이 그렇게 단순하지도 만만하지도 않습니다. 그런 정보들은 음식으로 치면 특별양념 같은 것이지요. 음식의 맛을 위해서는 기본이 되는 재료와 맛을 내주는 양념이 필요합니다. 그래야 먹을 수 있는 음식이 되지요. 저는 건강의 기본이 되는 재료를 바로 우리가 때론 가볍게 때론 무겁게 살고 있는 '하루의 삶'이라고 생각합니다. '하루'란 시간을 어떻게 잘 길들일 것인가? 저는 이것이 '평생건강'의 화두라고 생각합니다.

하루를 살다 보면 우리는 알게 모르게 많은 선택의 기로에 서게 됩니다. 아침을 먹을 것인가 말 것인가부터 버스를 타고 갈까? 아니면 잠깐 걸어서 갈까? 커피를 마실까? 녹차를 마실까? 점심은 짜장면? 된장찌개? 오늘 왕창 깨졌는데 술을 마실까? 등등. 어떤 길을 선택하느냐에 따라서 우리 앞에 펼쳐지는 세상이 바뀌지요. 건강에 있어서도 마찬가지입니다. 건강에 '+'가 되는 선택을 하느냐? 아니면 '−'가 되는 선택을 하느냐에 따라 그 결과의 누적이 건강에 반영되는 것입니다.

이제부터 우리의 일상적인 하루를 따라가보면서 어떤 선택을 하는 것이 좋을지 이야기해보도록 하겠습니다. 그에 앞서 한 가지 부탁을 드리겠습니다. '요즘같이 바쁜 세상에 언제 그럴 시간이 있어' '그거 다 아는데 귀찮고 하기도 힘들어'라고 말하지는 말아주세요. 시간이 없다는 말은 누구나 다 아는 거짓말이고 귀찮거나 힘든 것은 조금만 익숙해지면 사라질 문제니까요. 그리고 또 하나, 이 내용들을 너무 강박적으로 지키려고 하지 마세요. 그것도 스트레스니까요. 앞서도 이야기했지만 우리는 알면 알수록 여유롭고 자유로워져야 합니다. '그냥 잘 알아두고 생각날 때마다 좋은 선택을 하기 위해 노력한다!' 이 정도면 충분합니다.

하루 15분,
내 몸을 바꾸는 체조

하루의 시작은 간단한 체조와 함께!

한의학의 고전인 『황제내경』을 살펴보면 봄과 가을에는 일찍 자고 일찍 일어나는 것이 좋으며, 여름에는 늦게 자고 일찍 일어나는 것이, 겨울에는 일찍 자고 늦게 일어나는 것이 좋다고 했습니다. 다름 아니라 생명체의 기본 리듬인 해의 움직임에 맞춰서 생활하라는 말이지요. 하지만 요즘에는 그렇게 하기가 쉽지 않습니다. 이미 많은 도시인의 생활에는 낮과 밤의 구분이 사라졌고, 태양의 움직임이 아닌 직업적 상황이 생활리듬의 기준이 되어버렸으니까요. 문제는 현대인이 제아무리 최신 스마트폰으로 전 세계 사람들과 실시간으로 소통하고, 인공위성과 탐사선으로 이 행성 저 행성 들쑤시고 다닐 정도로 발전했다 해도 우리의 몸은 신석기시대에 돌도끼를 쓰고 나무열매를 따서 먹던 호모사피엔스와 별반 차이가 없다는 것입니다. 유전자가 기억하고 있는 생명의 리듬과 21세기를 살아가는 사람들의 일상은 그 차이가 너무나 큽니다. 인간 자체는 진화하지 않았는데 문명만 진화(이렇게 표현해도 되는지는 의문입니다만)한 것이지요. 어쩌면 많은 현대인들이 아픈 가장 기본적인 이유가 여기 있을지도 모르겠습니다.

우리 몸의 세포는 약 60조 개. 그런데 이 세포들이 잠에서 완전히 깨어나는 데는 2시간 정도가 걸린다고 합니다(모든 뇌세포가 깨어나는 데는 3시간 정도가 걸린다고 하죠). 따라서 우리가 가장 좋은 상태에서 하루 업무를 시작하려면 적어도 일을 시작하기 2시간 전에는 일어나서 활동을 시작해야 합니다. 만약 시험을 준비하는 사람이라면 시험 시간 3시간 전에 일어나는 습관을 들여야겠지요. 직장인은 가능하면 출근하기 2시간 정도 전에 일어나서 물 한 잔 마시고, 가벼운 맨손체조로 몸의 관절을 한 번씩 움직인 다음, 산책과 샤워로 하루를 시작하면 좋습니다. 갈증이 나면 물이나 무가당 과일 주스를 한 잔 마시고 조금 시간이 흐른 후 충분한 영양의 아침을 천천히 먹는 것이지요.

이렇게 말씀드리면 그 무슨 꿈같은 이야기냐고 할지도 모르겠습니다. 일단은 가장 이상적인 기준을 말씀드린 것이니 흥분이나 무관심을 거둬주세요. 그렇다면 일단 '아침에 일어나 간단한 맨손체조를 15분 정도 한다'부터 시작해보는 것은 어떨까요?

우리 몸은 모두 약 400여 개의 근육으로 구성되어 있는데, 일상의 동작을 통해서는 300여 개의 근육만을 사용한다고 합니다. 그러니까 우리가 의식적으로 온몸을 고루 움직여주는 노력을 하지 않는다면 100여 개의 근육은 사용하지 않을 수도 있는 것이지요. 이렇게 사용하지 않는 근육은 서서히 그 기능을 잃고 퇴화합니다. 그런데 단순히 근육의 퇴화에서 문제가 끝나느냐 하면 이게 그렇게 간단하지 않습니다.

한의학에서는 몸의 모든 부분이 서로 연관된 장부의 기능과 밀접한 관계를 맺고 있다고 봅니다. 따라서 온몸을 고루 써주지 않으면 신체 일부분의 기능이 퇴화하는 것은 물론이고 연관된 다른 신체 기관들 또한 점차 제 기능을 못 하게 된다고 하지요. 이렇게 생각하면, 아침에 일어나 15분 정도 우리 몸을 고루 움직이는 무척 단순한 체조가 실은 건강을 위해 매우 중요한 일이라는 사실을 알 수 있습니다. 실제로 맨손체조를 해보면 어떤 동작이 잘되지 않거나, 한쪽은 잘되는데 한쪽은 안 되는 것을 느낄 것입니다. 그것은 이미 그 근육의 기능이 퇴화하고 있고 나아가 우리 몸의 균형이 깨져 있음을 의미하는 신호이지요.

짧은 시간 동안 하는 간단한 체조이지만 실제 해보면 온몸이 개운해지고 잠들어 있던 무엇인가가 깨어나는 것을 느낄 수 있을 것입니다. 하루 15분은 짧은 시간이지만 1년이면 91시간이 되고, 하루하루가 쌓여 10년, 20년이 되었을 때 그 차이는 엄청난 것이 됩니다. 지금의 좋은 상태를 유지할 것인지 아니면 매일매일 퇴화할 것인지가 이 잠깐의 시간에 달렸을 수도 있습니다.

체조, 너 알고 보니 대단하구나!

체조를 통해서 건강을 유지할 수 있는 핵심은 어디에 있을까요? 먼저 아래의 그림을 한번 보도록 하겠습니다.

우측의 그림은 『동의보감』에 실려 있는 '신형장부도(身形臟腑圖)'입니다. 말 그대로 몸의 형태와 오장육부를 나타낸 그림인데, 여기에는 팔과 다리가 빠져 있습니다. 이것은 한의학이 우리 몸에 있어서 뇌와 장부의 기능을 얼마나 중요하게 생각하는지 강조한 것이라고 생각합니다. 즉, 한의학에서는 생명의 핵심기능이 몸통에 있다고 본 것입니다.

이러한 면에서 비록 주로 팔과 다리를 움직이는 간단한 체조이지만, 그 궁극적인 목적은 우리 몸의 중심인 두뇌와 장부의 활성화에 있다고 생각합니다. 체조의 핵심은 팔과 다리를 비롯한 몸의 각 부분을 움직임으로써 기혈의 순환을 순조롭게 하고, 그 부분과 상응하는 뇌와 장부의 기능 또한 원활하게 만들어 우리 몸을 건강하게 만드는 데 있습니다. 이렇게 생각해볼 때 균형 잡힌 몸매는 우리 내부의 기능이 원활하게 유지되고 있다는 증거일 수 있습니다. 하지만 몸매 자체에 너무 집착하며 몸을 단련하는 것은 지양해야겠지요. 외모만 중시하는 것은 정작 중요한 점이 무엇인지를 잊은, 본말이 전도된 현상이라고 할 수 있습니다.

또 한 가지, 우리가 체조를 할 때 알아두면 도움이 되는 것이 있습니다. 바로 우리 몸의 구조에 대한 것입니다. 태어나면서부터 죽을 때까지 단 한순간도 몸을 쓰지 않을 때가 없지만 정작 너무 익숙하다는 이유 때문에 자신의 몸에 대해서는 잘 모르는 경우가 많습니다. 몸에 대한 간단한 이해가 있으면 똑같은 체조를 하더라도 더 좋은 효과를 거둘 수 있습니다.

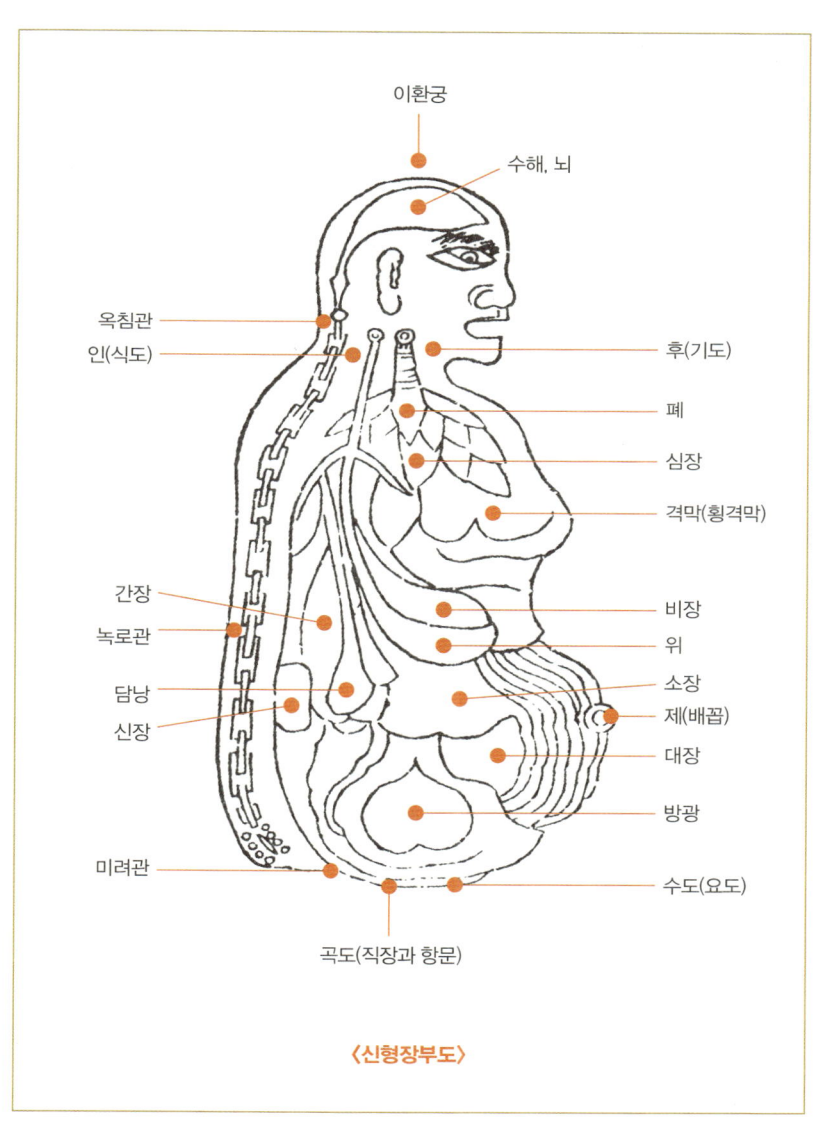

〈신형장부도〉

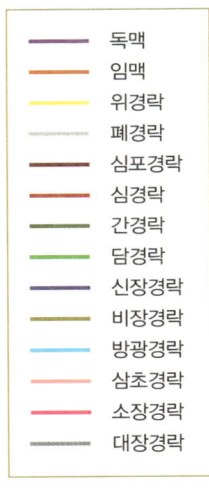
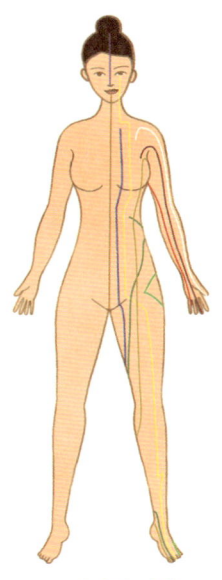

전신의 경락 전면도

　우리 몸의 앞과 뒤 그리고 옆면을 흐르는 경락을 표시한 그림입니다. 한의학에서는 경락이 체내의 오장육부와 연결되어 있어서 그 기능을 조정한다고 봅니다. 체조는 경락을 흐르는 기혈의 순환을 활발하게 해주어 결과적으로 체내의 오장육부를 활성화하는 데 도움을 줍니다.
　우리 몸이 평면이 아니라 입체라는 사실은 누구나 알고 있습니다. 그럼 이것이 체조와 어떠한 관련이 있을까요? 그에 앞서 먼저 수학시간에 배웠던 내용을 상기해보도록 하겠습니다. 바로 점이 모여 선이 되고, 선이 모여 면을 이루고, 면이 모여서 입체가 된다는 것입니다. 이것을 바탕으로 해서 보면 우리 몸은 점(경혈) - 선(경락과 이와 연관된 근육) - 면(전후좌우) - 체(몸 전체)로 이루어졌다고 할 수 있습니다. 이것은 몸 전체

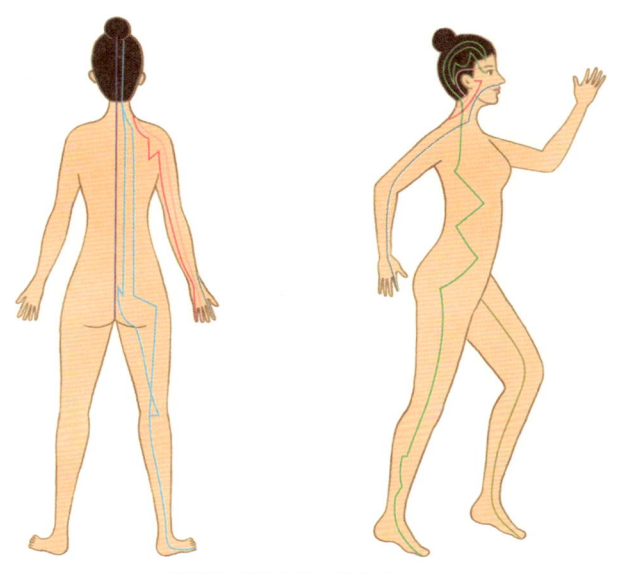

전신의 경락 후면도와 측면도

에도 해당하는 것이고, 팔과 다리 그리고 몸통과 머리와 목이라는 신체 일부분에도 마찬가지로 적용되는 내용입니다. 그러면 체조를 할 때 이것을 어떻게 이용할 수 있을까요?

　먼저 체조를 할 때 '몸은 입체'라는 내용을 의식하면서 하는 것입니다. 스트레칭을 할 때도 '아! 우리 몸의 어떤 면을 움직이기 위한 거구나', 무릎을 돌리면서도 '무릎의 전후좌우를 고루 움직이려면 천천히 최대한 크게 움직여야 하는구나' 하는 식으로 각 동작을 통해 움직여지는 신체 각 부분을 의식하면서 체조를 하는 것입니다. 각 동작을 의식적으로 하게 되면 우선 그 동작을 통해 거둘 수 있는 효과가 극대화되고, 체조에 좀더 집중할 수 있게 됩니다.

또한 한의학에서는 어느 한곳에 정신을 집중하면 그곳의 기순환이 더 활발해진다고 하는데, 체조를 할 때 의식적으로 집중하면 기의 흐름이 촉진되는 것은 물론, 이 과정을 통해 체조의 효과를 높일 수 있습니다.

체조, 하고는 싶은데 어떻게 하죠?

상담을 하면서 저보다 연세가 많으신 분들에게는 국민체조(그것을 보급시킨 제국주의 사상은 논외로 하고요)를 권해드리고, 젊은 분들에게는 새천년체조(국민체육진흥공단 홈페이지에 잘 나와 있습니다)를 소개시켜드립니다. 좀더 깊이 몸 쓰는 것에 관심이 있는 분들에게는 국선도 같은 우리 전통 양생법이나 요가, 태극권 등을 권하고요.

그런데 "나는 너무나 시간이 없어서 아침에 한가하게 체조 같은 것은 못 한다" 하는 분들도 계십니다. 그런 분들에게는 다음 방법을 권해드립니다. 실제로 제가 해보니 5분 정도면 가능한 체조입니다.

1   선 자세에서 어깨너비로 발을 벌리고, 손을 깍지 껴서 머리 위로 쭉 올려줍니다.
2   숨을 들이쉬었다 내쉬면서 몸을 좌우로 천천히 움직여줍니다. 이때 몸의 측면이 쭉 펴진다는 생각을 합니다.
3   몸을 천천히 뒤로 젖힙니다. 이때는 몸의 앞부분이 쭉 펴진다는 생각을 합니다.
4   이번에는 상체를 앞으로 최대한 숙이면서 발뒤꿈치부터 머리끝까지 몸의 뒷면이 쭉 펴진다는 생각을 합니다.
5   발목–무릎–고관절–허리–몸통–손목–어깨–목 순서대로 몸의 각 관절을 크게 원을 그리면서 돌려줍니다. 이때 관절을 이루고 있는 각 부분들이 모두 움직인다고 생각

하면서 최대한 천천히 원을 그리도록 합니다.

각 동작은 짝수 번을 해주면 좋고, 마치고 나서는 심호흡을 두 번 정도 해줍니다.

물론 이와 같은 간단한 동작만으로 충분하다고 할 수는 없습니다. 하지만 이러한 간단한 과정을 통해 몸을 고루 한 번씩 움직인다면 당연히 안 한 것보다는 훨씬 나을 것입니다. 그리고 몸에 대한 관심과 이해를 깊게 하는 데도 도움이 될 것입니다.

마지막으로 제가 학생 시절부터 수련해온 전통 양생법 중에서 '도인법(導引法)'을 소개하겠습니다. 요령은 천천히 힘을 빼고 무리하지 않으며 한다는 것. 그리고 횟수나 시간은 본인에게 맞게 조절하되 한 동작을 짝수 번 하는 것을 원칙으로 합니다. 만약 부담스럽게 느껴지는 동작이 있다면 익숙해진 다음에 해도 됩니다. 각 동작에 마음과 기운을 싣고 내 몸을 오롯이 느끼며 해보세요. 아마 이전에 몰랐던 자신의 몸을 재발견할 것입니다.

생활습관으로 지키는
건강 체조

:: 발가락 주무르기

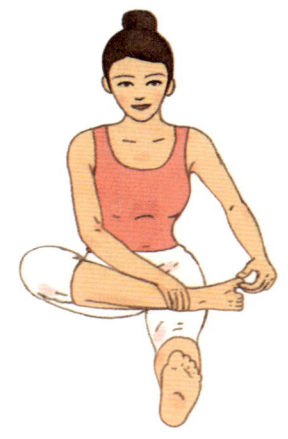

동작
1. 앉은 자세에서 왼쪽 다리를 곧게 뻗고 오른쪽 다리는 왼쪽 다리 위에 올려놓는다.
2. 오른손으로는 발목을 잡고 왼손으로 오른발의 새끼발가락을 감싸고(검지를 발톱에 대고 엄지와 중지로 옆을 싸는 형태) 골고루 주물러준다.
3. 이어서 넷째, 셋째, 둘째, 엄지발가락 순서로 천천히 주무른다.

- 호흡은 자연스럽게 하고 각 발가락을 1~3분 동안 주무른다. 동작을 하는 동안 허리를 곧게 펴도록 한다.

효능
발가락 끝의 경락을 자극함으로써 온몸의 순환이 좋아지고, 나머지 도인법 동작도 하기 쉬워진다. 발 마사지와 비슷한 작용을 하기 때문에 발과 몸의 피로, 발가락관절염, 발바닥과 발등의 통증, 하체의 무력감, 무좀 등의 증상에 효과적이다.

:: 발가락 젖히기

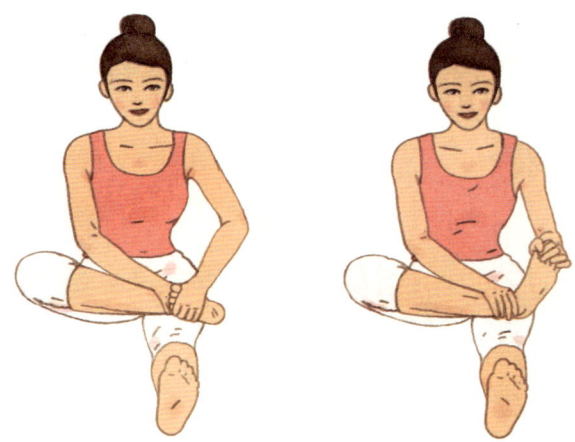

동작
1 왼손으로 오른발의 발가락 전체를 잡고 뒤로(발등 쪽으로) 민다.
2 이어서 오른발의 발가락 전체를 앞으로(발바닥 쪽으로) 당긴다.

- 4회 반복을 기본으로 하며, 1회 1~2분, 총 5분 정도 한다. 호흡은 자연스럽게 하되 허리를 펴는 것에 유의하고, 최대한으로 발을 밀고 당기되 통증이 느껴지면 그만해야 한다.

효능
발목의 기능을 강화하여 발의 피로와 통증 그리고 하체에 힘이 없는 증상에 효과적이다. 밀 때는 발바닥의 용천혈을 활성화해 신장 기능을 좋게 하고, 당길 때는 위경락을 활성화해서 정력 저하, 요통, 고혈압, 심장병, 피로, 소화기 질환 등의 예방과 치료에 효과가 있다. 하지만 발목을 삔 경우에는 주의해야 한다.

생활습관으로 지키는
건강 체조

:: 발목 돌리기

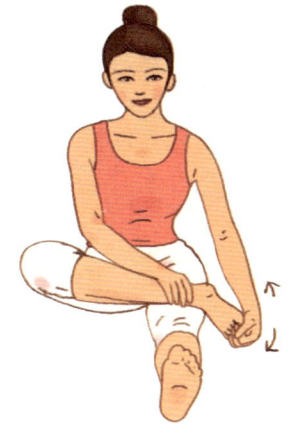

동작
1. 왼손으로 오른발의 발가락들을 잡고 오른손으로는 오른 발목을 잡는다.
2. 오른쪽 발목을 축으로 하여 오른발의 발가락들을 노를 젓듯이 최대한 크고 천천히 시계방향으로 돌린다.
3. 이어 반시계 방향으로 돌린다.

- 자연스럽게 호흡하며 4회 반복을 기본으로 하고, 1회에 1분 정도 한다.

효능
발목을 전체적으로 풀어주는 효과가 있다. 체중을 지탱하는 발목이 튼튼해지면 안정적인 자세로 설 수 있어 바른 자세를 통해 바른 몸을 유지할 수 있고, 발목이 유연하면 몸을 유연하게 움직일 수 있다. 이 동작을 통해 발목의 안정성과 유연성을 기를 수 있는데 이는 몸의 안정성과 유연성 향상에도 효과가 있다.

:: 무릎 펴고 발목 당기기

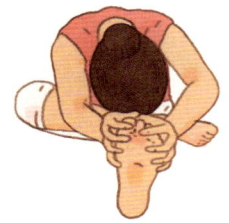 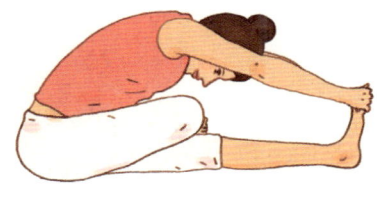

동작
1. 왼발을 편 상태에서 우측 발목을 왼쪽 무릎 위에 올려놓는다.
2. 숨을 들이쉬며 손을 들어올린다. 이때 허리를 펴야 한다.
3. 왼쪽 발목을 몸 쪽으로 당기고 숨은 내쉬면서 상체를 앞으로 최대한 굽혀 양손으로 왼발을 잡고 몸 쪽으로 당겨준다.
4. 다시 몸을 천천히 들어올리면서 숨을 고른다. 좌우를 바꾸어 반복한다.

- 2회 반복을 기본으로 하고, 1회에 2~3분 정도 한다. 이때 허리에 무리가 가지 않도록 주의한다.

효능
허리 근육을 펴주고, 고관절을 강화함으로써 허리 통증 및 이와 관련한 다리의 아프고 저린 증상에 좋다. 또한 신장과 장 기능이 활발해져 비만과 변비 등에 효과적이다. 손을 올렸다 내리면서 숨을 고르는 동작은 기운을 아래로 내리는 효과가 있어 기운이 위로 쏠릴 때, 정신 피로, 고혈압, 두통, 이명증, 불면증 등을 예방하고 치료하는 데 효과가 있다.

생활습관으로 지키는
건강 체조

:: 고관절 풀기

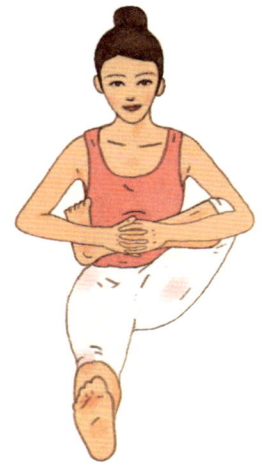

동작

1. 왼쪽 무릎과 발을 안고 허리를 똑바로 편다. 그 상태에서 왼쪽 다리를 좌우로 흔든다.
2. 다리를 바꾸어서 똑같은 방법으로 오른쪽 다리를 흔든다.

- 편하게 호흡하며 횟수에 구애받지 않고 약 2~3분 동안 고관절이 부드러워졌다는 느낌이 들 정도로 하면 좋다. 양손이 잡히지 않더라도 허리를 펴고 정강이가 지면과 수평을 이루도록 자세를 유지한다. 만약 인공관절 치환술을 받았다면 삼가도록 한다.

효능
골반의 균형을 바로잡아주어 체형을 교정해주는 효과가 있고, 신장과 방광 그리고 자궁과 난소의 기능을 활성화한다. 요통, 좌골신경통, 아랫배가 차가운 증상, 하지정맥류, 다리가 뻣뻣하고 저린 증상, 변비 등에 효과적이다. 임신 전에 연습하면 임신과 분만에 많은 도움이 되나, 복부에 부담이 많이 가는 동작이므로 임신 중에는 삼가는 것이 좋다.

:: 발바닥 붙이고 앞으로 굽히기

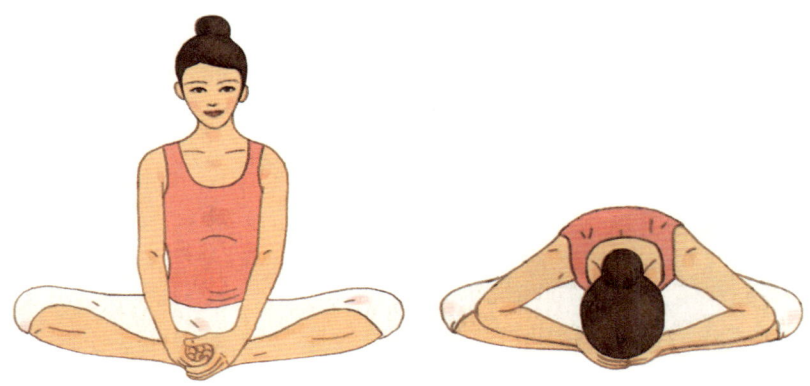

동작

1. 발바닥을 서로 붙이고 발뒤꿈치를 몸 쪽으로 최대한 당긴다.
2. 양쪽 무릎을 가볍게 떨고 양 발목을 양손으로 감싸안는다.
3. 허리를 똑바로 편 상태에서 숨을 크게 들이쉬고, 상체를 천천히 숙이면서 숨을 내쉰다. 이때 천천히 숨 쉬면서 힘을 빼고, 양손은 발을 살짝 잡고 팔꿈치로 무릎을 눌러준다. 상체를 배, 가슴의 순서로 바닥에 닿게 한다.
4. 천천히 숨을 들이쉬면서 상체를 들고 마무리한다.

- 2회 반복을 기본으로 하고 1회에 1~2분 정도 한다.

효능

골반과 고관절을 교정해주고, 하체의 혈액순환을 원활하게 하며 신장, 방광, 자궁, 난소의 기능을 활성화한다. 출산에도 도움이 되는데 임신 중에는 복부 압박이 되므로 몸을 굽히지 않은 상태에서 양손으로 무릎만 눌러줘도 하체의 혈액순환이 원활해진다. 또한 변비, 치질, 요실금 등의 개선과 치유에도 좋다.

생활습관으로 지키는
건강 체조

:: **다리 펴고 옆으로 굽히기**

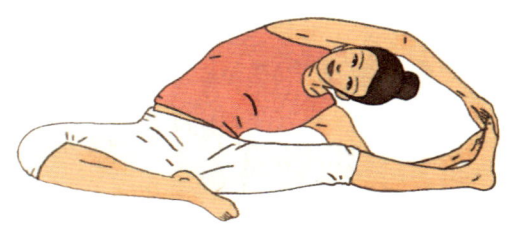

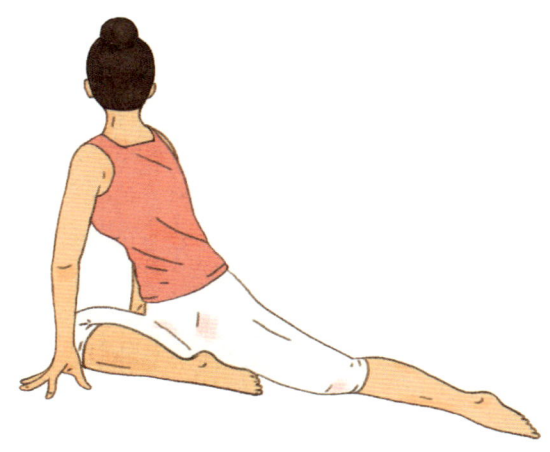

동작

1. 오른쪽 다리는 구부려서 가부좌처럼 하고 왼쪽 다리는 최대한 옆으로 편다.
2. 정면을 바라보며 먼저 왼손으로 왼발을 잡고 숨을 들이쉰다.
3. 오른손을 들어올리고 천천히 내쉬면서 왼쪽으로 몸을 굽혀서 왼발을 잡는다.
4. 편하게 있다가 숨을 들이쉬면서 몸을 세우고, 내쉬면서 오른손을 내린다.
5. 양손을 앞에 짚고 숨을 들이쉬면서 몸을 오른쪽으로 최대한 비틀어서 왼발을 쳐다보며 숨을 내쉰다. 이때, 왼쪽 다리는 똑바로 펴고 발목을 앞으로 당겨서 발끝이 앞을 향하도록 하며 허리는 90도에 가깝도록 세운다.
6. 숨을 들이쉬면서 몸을 정면으로 돌리고 멈추면 숨을 내쉰다.

- 2회씩 반복하고 1회에 1~2분 정도 하며, 허리를 곧게 펴도록 한다.

효능

전신을 교정하는 효과가 있다. 골반을 풀어주고 허리와 등을 펴주며 허벅지 근육들이 자극을 받아 탄력이 증가한다. 척추의 불균형에 의한 각종 통증, 생리통, 생리 불순, 변비 등에 좋고 하체의 혈액순환에도 좋다. 여성의 경우 자연분만에도 도움이 된다.

생활습관으로 지키는
건강 체조

:: 무릎 돌리기

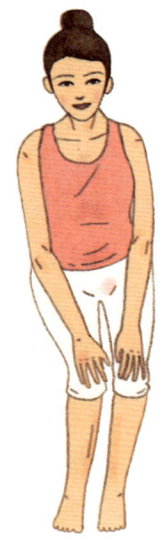

동작

1. 양발을 모은 상태에서 허리를 숙인 후 양손으로 무릎을 감싼다.
2. 최대한 크게 원을 그리듯이 무릎을 왼쪽으로 돌리고 이어서 오른쪽으로 돌린다. 발꿈치가 들리거나 무릎이 떨어지지 않도록 한다.

- 호흡을 편안하게 하며, 각 방향으로 돌릴 때 4회씩 돌리도록 한다. 무릎 통증이 있는 사람은 무리하지 않는 범위 내에서 해야 한다.

효능

무릎을 최대한으로 사용하기 때문에 무릎 안쪽과 바깥쪽의 인대뿐만 아니라 십자인대까지 강화되어 무릎 통증에 탁월한 효과를 발휘한다. 발목을 붙인 상태로 하기 때문에 발목, 특히 발뒤꿈치 쪽을 강화시켜 위장과 신장 및 방광의 질환, 요통 등에 효과가 있다. 또한 균형 감각이 향상되고 하체를 지면에 붙이는 능력이 강화된다.

:: 윗몸 앞으로 굽히기

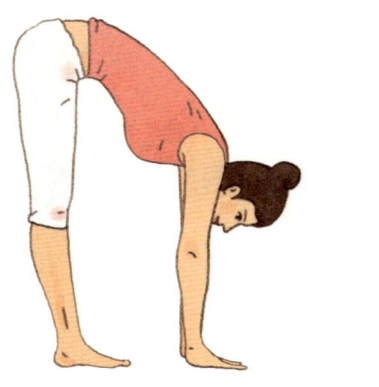
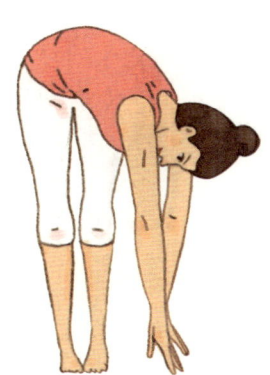

동작
1. 양발을 모으고 무릎을 편 상태에서 숨을 들이쉬면서 손을 가슴까지 올린다.
2. 숨을 내쉬면서 손을 천천히 내려 손바닥이 바닥에 닿도록 허리를 천천히 굽힌다.
3. 숨을 들이쉬면서 허리를 편 다음, 숨을 내쉬면서 팔을 내린다.
4. 같은 요령으로 손바닥이 바닥에 닿도록 몸을 좌우로 굽히고 편다.

- 정면과 좌우 각각 2회 정도 하고 총 3~4분에 걸쳐서 한다. 각자의 유연성에 맞게 무리하지 않도록 한다.

효능
어깨, 등, 허리의 통증과 허리, 목 디스크의 예방과 치료에 효과가 있다. 또한 허리둘레를 지나는 경락을 자극하기 때문에 복부와 허리의 살을 빼는 효과가 있고, 골반을 교정하여 좋은 몸매를 유지하는 데도 도움이 된다.

생활습관으로 지키는
건강 체조

:: 등 뒤로 깍지 끼고 윗몸 앞으로 굽히기

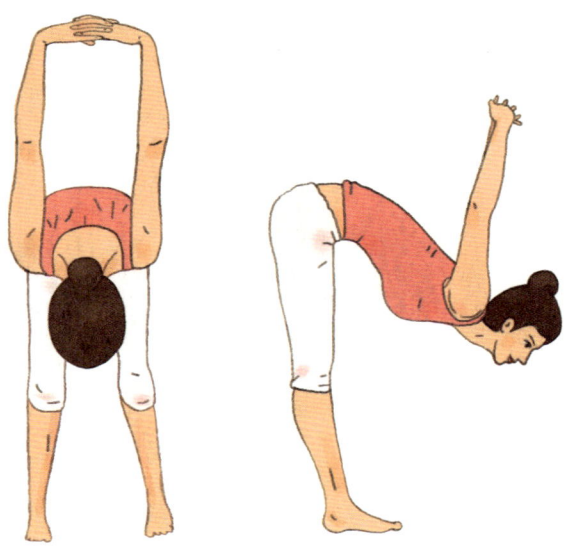

동작

1. 발을 어깨너비로 벌린 채 양손을 뒤로 하여 깍지를 끼고 허리를 편다.
2. 그대로 숨을 내쉬면서 깍지 낀 양손을 뒤로 올리고, 상체를 앞으로 굽힌다.
3. 상체를 숙인 상태에서 팔을 좌우로 움직인다. 팔을 움직이면서 숨을 들이쉬고, 다시 내쉬면서 가운데로 돌아온다.
4. 숨을 들이쉬면서 허리를 세운다.

- 좌우로 2~4회를 하고 총 2~4분 정도 한다.

효능

허리와 어깨 안쪽의 긴장을 완화시키는 데 효과가 좋다. 가슴과 등, 허리와 옆구리 부위에 생긴 통증과 화병, 갑상선, 간, 담낭, 신장의 질환에 효과가 있다.

:: 앞으로 깍지 끼고 윗몸 뒤로 젖히기

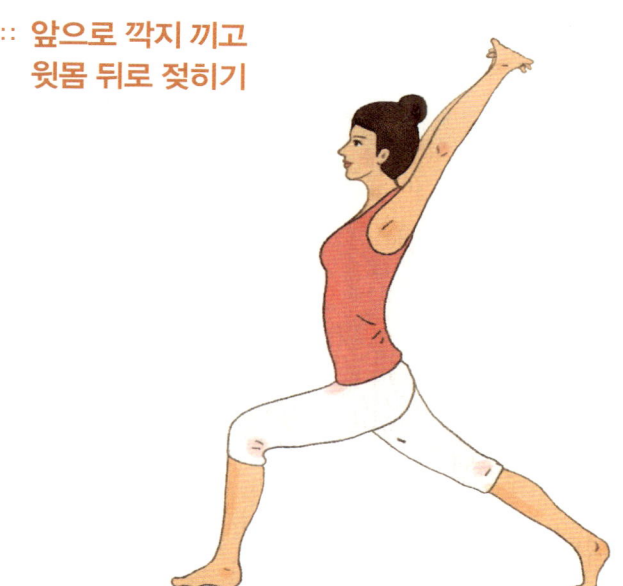

동작

1. 양발을 어깨너비만큼 벌린 상태에서 양손을 앞으로 하고 깍지를 낀다.
2. 숨을 들이쉬면서 왼발을 앞으로 내민다. 숨을 내쉬면서 허리를 뒤로 젖히고 깍지 낀 손은 위로 올린다. 왼쪽 무릎은 자연스럽게 살짝 굽혀준다.
3. 몇 초 후에 숨을 들이쉬면서 팔을 내리고, 내쉬면서 발을 원래대로 한다.
4. 같은 요령으로 발을 바꿔서 한다.

• 양발을 각각 2회씩 번갈아가면서 하고 시간은 3~5분 정도가 좋다.

효능

가슴을 펴주고 복근을 이완시키면서 허리와 등은 수축시키므로 몸통의 긴장을 풀어주는 효과가 있다. 또한 심폐 기능이 강화되고 위장 운동도 촉진된다. 가슴의 두근거림, 속의 울렁임이나 메스꺼움, 아랫배의 뻐근한 통증, 장무력증, 골반 통증 등에 효과가 있다.

생활습관으로 지키는
건강 체조

:: **깍지 끼고
   윗몸 옆으로 젖히기**

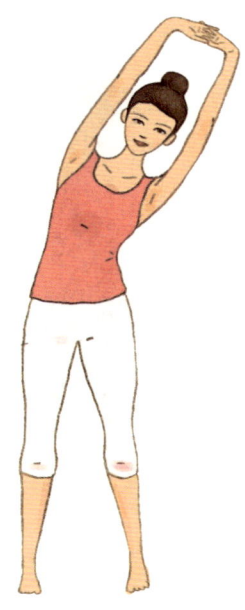

동작
1 양발을 어깨너비만큼 벌린 채 깍지 낀 손을 위로 똑바로 올리고 정면을 본다.
2 숨을 들이쉬며 몸을 그대로 옆으로 젖히고 그 상태에서 숨을 내쉬면서 힘을 뺀다.
3 반대 방향으로 다시 한다.

• 좌우로 2회씩 하며, 1회당 1~2분, 총 2~4분 정도 한다. 팔을 귀에 붙이는 것과 몸이 앞쪽으로 틀어지지 않는 것에 유의한다.

효능
평소 사용하지 않는 몸의 측면에서 기혈순환이 활발해져 담이 결리는 증상을 예방하고 치료하는 효과가 있으며 흉추측만증의 교정에도 좋다. 가슴 주위의 기혈순환이 촉진되어 심폐 기능이 좋아지며, 가슴이 두근거리고 답답한 증상에도 효과가 있다.

:: 손목 위로 젖히기

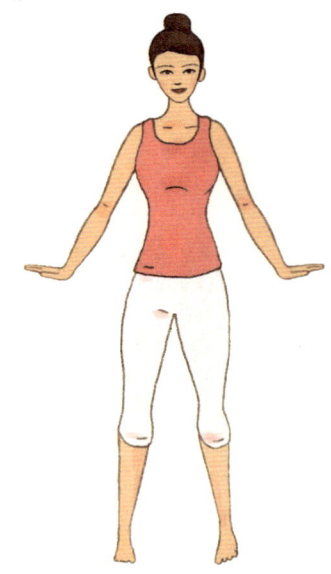

동작

1. 발을 어깨너비만큼 벌린 상태에서 손바닥이 다리를 향하도록 자연스럽게 손을 내려놓는다.
2. 손목을 천천히 위로 젖힌다. 이때 각 손가락을 최대한 벌리고 곧게 편 상태에서 손목과 팔이 90도가 되도록 젖혀야 한다.
3. 자세를 유지하다가 손을 천천히 내려놓는다.

- 2회를 기본으로 1회당 2분 정도 한다.

효능

몸속의 탁한 기운을 배출해서 피로 회복에 좋고, 팔에 흐르는 경락의 흐름을 좋게 하여 손 저림과 손목, 팔꿈치, 어깨의 통증 등에 직접적인 효과가 있다. 또한 심장과 폐에 모인 나쁜 기운을 빠르게 배출시키는 효능이 있어 심폐 질환에 좋고, 심장을 편하게 해주어 가슴이 두근거리고 답답한 증상에도 효과가 있다.

:: 팔 옆으로 벌려 손목 젖히기

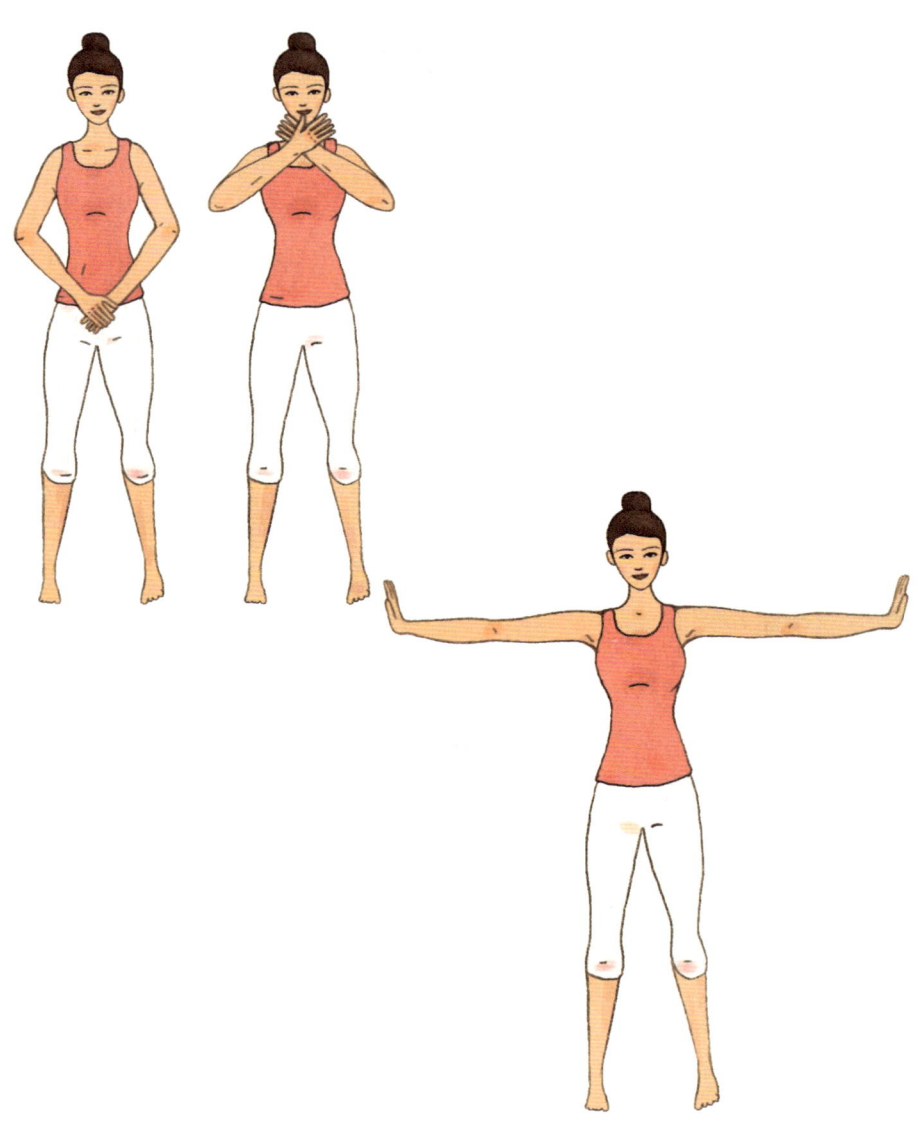

동작

1 손바닥이 아랫배를 향하도록 해서 양손을 겹친다.
2 몸 중앙을 따라 양손을 끌어올려서 쇄골과 흉골이 만나는 지점인 천돌혈에 이르면 손바닥으로 양팔을 문지르듯이 팔을 천천히 양쪽으로 쭉 편다.
3 팔을 쭉 펼 때, 손가락이 모두 위를 향하도록 손목을 90도로 젖힌다.
4 자세를 유지하면서 몸속의 탁한 기운이 손바닥을 통해 밖으로 빠져나간다는 이미지를 떠올린다.
5 순간적으로 손목을 아래로 털듯이 떨어뜨린 후에 천천히 팔을 내려 처음의 자세로 돌아온다. 이후 한 번 더 반복한다.

- 1회에 2분 정도로 총 4~5분 동안 한다.

효능

몸속의 탁한 기운을 배출해서 피로 회복에 좋고, 손이 지나는 부위에 있는 인후부, 심장, 폐, 위장, 신장, 방광, 자궁에 생긴 질환에도 효과가 있다. 또한 가슴에 쌓인 울화를 푸는 데도 효과적이다. 팔의 움직임 자체는 어깨와 팔꿈치 그리고 손목과 손가락에 생긴 통증과 저린 증상을 개선하는 데 효과가 있다.

생활습관으로 지키는
건강 체조

:: 팔 옆으로 벌려 손목 돌리기

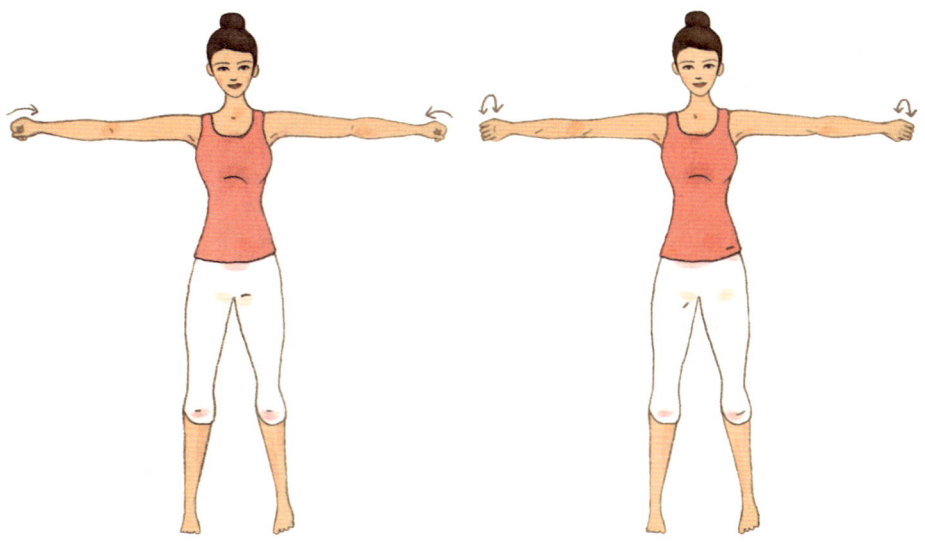

동작
1. 양팔을 지면과 수평이 되도록 올리고 양손은 봉을 잡는 모양으로 한다.
2. 손목을 천천히 앞으로 돌리고 다시 뒤로 돌린다.
3. 앞의 동작을 반복하고 팔을 천천히 내린다. 손을 앞이나 뒤로 돌릴 때는 숨을 들이쉬고 원래대로 할 때는 내쉰다.

- 최소 2회 반복하고, 최대 8회까지 몸 상태에 맞게 2~10분에 걸쳐서 한다.

효능
팔과 어깨, 목 주변의 통증은 물론이고, 가슴에 울체된 기를 풀어주고 화를 내려주므로 두통이나 기운이 위로 쏠리는 증상, 갱년기 장애, 화병에 효과가 있다. 또한 가슴을 펴주므로 심폐 질환이나 위장 질환에도 효과가 있다.

:: 목 근육 당기기

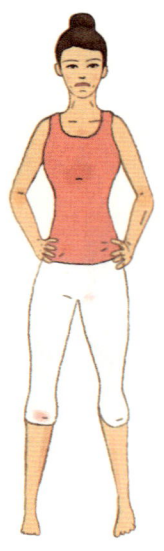

동작

1. 턱을 앞으로 내밀고 이를 꽉 문다. 입을 옆으로 넓히면서 목 앞 근육을 긴장시킨다(헐크를 연상한다).
2. 한 번 더 반복한다.

- 최소 2회, 최대 8회까지 하되 회당 30초를 넘기지 말아야 한다.

효능

경추 교정에 효과가 뛰어나며 어깨를 풀어주는 효과도 있다. 경추의 배열이 좋지 못해 생기는 목이 뻣뻣한 증상, 두통, 어깨와 팔의 통증, 경추디스크, 눈, 코, 귀의 질환, 갑상선 질환과 고혈압 등에도 효과가 있다.

생활습관으로 지키는
건강 체조

:: 목 풀기

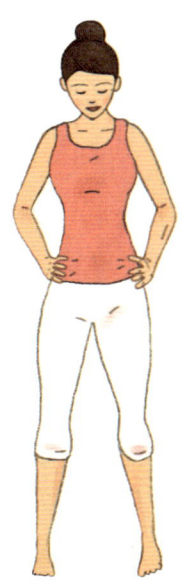

동작

1. 목을 앞으로 숙이고 뒤로 젖히는 것을 2회, 좌우로 돌리는 것을 2회, 왼쪽 앞과 오른쪽 앞으로 숙이기를 2회, 왼쪽 뒤와 오른쪽 뒤로 젖히기를 2회 한다. 호흡은 목을 움직일 때 들이쉬고 가운데로 올 때 내쉬도록 한다.
2. 목을 천천히 크게 돌린다. 좌우로 2회씩 반복한다.
3. 목을 앞으로 최대한 숙인 상태에서 도리도리하듯 좌우로 흔들면서 천천히 고개를 든다. 다시 한 번 이 동작을 반복한다.

- 총 2~5분에 걸쳐서 한다.

효능

경추를 바로잡아주고 근육의 긴장을 풀어준다. 머리로의 기혈순환이 좋아져 머리를 맑게 해준다. 목과 어깨의 통증, 두통, 눈, 코, 귀의 질환, 고혈압, 신경성 질환 등에 효과가 있다.

:: 누워서 다리 넘기기

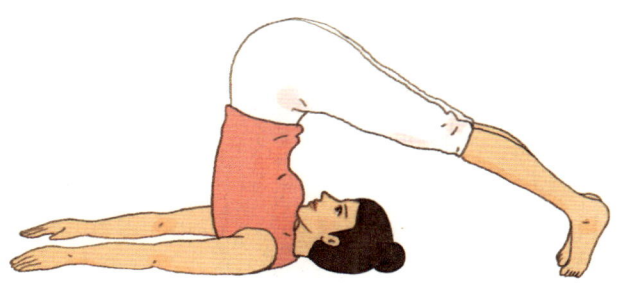

동작
1. 무릎을 펴고 바로 눕는다.
2. 발을 머리 위로 넘겨 발끝이 바닥에 닿도록 한다.
3. 발목을 당겨서 긴장시키고 발을 머리 쪽으로 당겨보기도 하고 뻗어보기도 하면서 경추부터 꼬리뼈까지 풀어낸다.
4. 자세를 유지한 채 허리를 틀어 발을 왼쪽으로 최대한 옮기고 다시 오른쪽으로 옮긴다.

- 각 동작을 2회씩 총 4분에 걸쳐 한다. 어려운 동작이므로 무리하지 않도록 한다.

효능
허리와 등의 근육을 풀어주어 가슴과 등, 허리와 골반의 통증에 효과가 있고, 몸의 상하를 뒤집어줌으로써 화병, 두통 및 갑상선, 신장, 방광 질환 등에 효과가 있다.

생활습관으로 지키는
건강 체조

:: **거꾸로 자전거 타기**

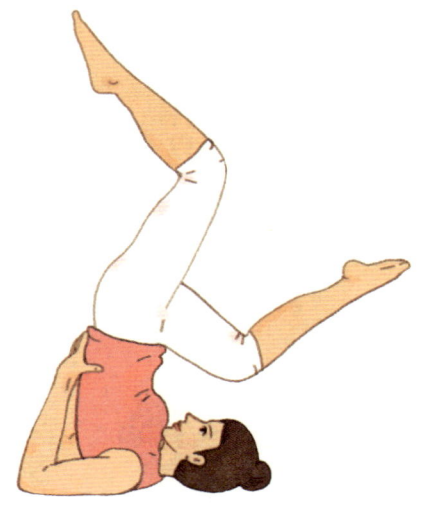

동작

1. 바닥에 누운 상태에서 허리를 양손으로 받치고 목 아래를 바닥과 수직으로 세운다.
2. 자전거 페달을 밟듯이 다리를 돌린다.

- 너무 힘들지 않게 2~5분 정도 한다. 무리가 되면 삼가는 것이 좋고 심장 질환 환자나 고혈압 환자는 주의한다.

효능

하체와 골반의 기혈순환을 촉진해주고, 몸을 거꾸로 세워줌으로써 자궁과 생식기 질환 및 만성 장무력증이나 탈항과 같은 대장 질환을 다스릴 수 있다. 또한 하체에 힘이 없는 증상과 관절염에도 효과가 있다.

:: 다리 넘겨서 어깨 풀기

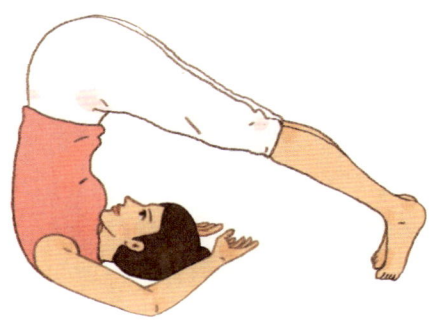

동작

1. 바닥에 누운 상태에서 팔을 머리 쪽으로 올리고 다리는 머리 위쪽으로 넘기되 발이 바닥에 닿지 않게 한다.
2. 양 어깨를 교대로 들썩거리면서 어깨를 푼다.
3. 2~10분 정도 무리가 되지 않도록 하고 천천히 다리를 내린다. 이 상태로 편하게 누워서 몇 분 정도 몸을 이완시킨다.

- 심장 질환 환자와 고혈압 환자는 주의한다.

효능

어깨에서 목으로 이어지는 부위는 기혈순환과 뇌 활동에 있어 매우 중요한 부분이자 일상생활을 하면서 가장 쉽게 긴장되는 부분이기도 하다. 이 부분을 풀어주면 스트레스로 인한 위장 질환, 간 질환 등에 효과가 있다. 또한 뇌기능 활성을 향상시키고 자율신경의 균형을 잡아주는 효과가 있어서 수험생에게도 좋다.

:: 숨쉬기

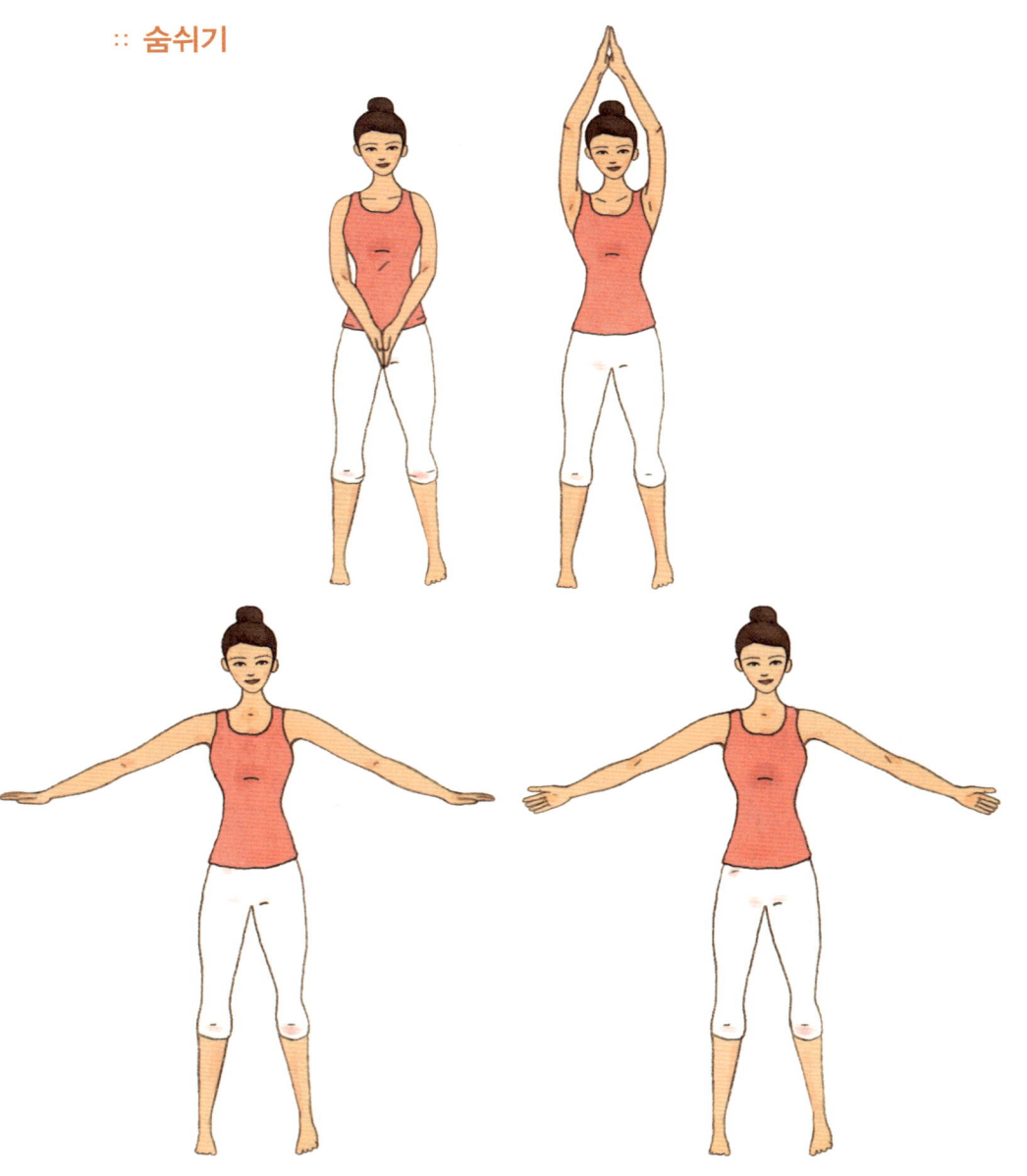

동작

1. 발을 어깨너비만큼 벌리고 두 손바닥을 아랫배 앞에서 마주 댄다.
2. 숨을 천천히 들이마시면서 양손을 머리 위로 완전히 올린다. 이때 발바닥에서 기운이 올라와 손끝에 이르는 이미지를 떠올린다.
3. 숨을 내쉬면서 손바닥을 벌려 몸 옆으로 내린다. 이때는 몸속의 나쁜 기운이 발바닥으로 빠져나가는 이미지를 떠올린다.
4. 손을 다 내리면 다시 숨을 들이쉬면서 손을 옆으로 벌리고 왼발을 앞으로 내민다. 이때는 우주의 기운이 몸속으로 들어온다는 이미지를 떠올린다.
5. 숨을 내쉬면서 탁한 기운이 배출된다는 이미지를 떠올리는 동시에 발과 손을 거두어들인다. 처음부터 한 번 더 반복하되 발을 바꾸어서 한다.

- 총 4분에 걸쳐 시행한다.

효능

상체의 긴장을 풀어주어 가슴이 편안해지고 안정된다. 이로 인해 심장과 폐의 부담이 덜어지고, 머리도 맑아진다. 각종 심폐 질환, 두통, 고혈압 등에 효과가 있다.

- **참고문헌**

유광열 외, 「무심기공의 도인법 및 일반공법 소개」, 『대한의료기공학회지』 제8권 제1호

내 몸의 70%,
물

물 한 잔도 알고 마셔요

건강에 관한 많은 이야기 중에 아침에 일어나서 찬물을 한 잔 마시면 건강에 좋다든가, 물을 많이 마셔야 좋다는 말이 있습니다. 그래서인지 진료실을 찾는 분들 중에도 아침에 일어나서 찬물을 한 컵 시원하게 마신다고 하는 분들도 있고, 밥 먹고는 물을 마셔야 시원하다는 분들도 있습니다. 하지만 많은 속설이 반쪽짜리 진실을 담고 있다는 공식은 물에 관한 이야기에도 적용됩니다. 아침에 일어나서 물을 마시면 자는 동안 소모된 몸의 수분이 보충되고, 위장을 깨우는 데 도움이 되는 등 좋은 효과가 있는 것이 사실입니다. 하지만 무엇보다 중요한 것은 '좋은 물을 잘 마셔야 한다'라는 점입니다.

그럼 좋은 물이란 어떤 물일까요? 세상에는 병을 고쳐준다는 기적의 샘물도 있고, 한 병에 몇 만원씩 하는 무척 비싼 생수도 있습니다. 또한 고가의 정수기를 쓰는 사람들도 있지요. 그런 물들을 가만히 살펴보면 공통점을 발견할 수 있습니다. 몸에 유해한 물질이 없는 깨끗한 물이라는 점과 여러 가지 미네랄 같은 우리 몸에 유익한 성분들이 들어 있다는 점입니다.

좋은 물은 체액을 맑게 해주고, 면역력을 상승시키며, 몸 안의 활성산소를 제거해준다고 합니다. 좋은 물을 마신다는 것은 매우 중요한 일인데(전통적인 장수마을은 대부분 물 좋고 인심 좋은 곳이었지요), 인체의 대부분이 물로 되어 있고, 물의 성질이 좋고 나쁨에 따라 우리 몸의 건강을 좌우할 수 있기 때문입니다. 그래서인지 『동의보감』에서도 약재에 관해 이야기할 때, 가장 먼저 다루는 것이 바로 물입니다. 여러 가지 물의 종류를 소개하면서 그 효능에 대해서 이야기하지요. 말하자면 물은 그 종류에 따라 성질이 다르고 그 자체로 약이 될 수 있다는 것입니다.

그럼 물만 좋으면 될까요? 당연히 아니겠지요? 좋은 음식도 잘못 먹으면 체하는 것처럼 좋은 물도 잘 마셔야 몸에 무리가 되지 않습니다. 그렇다면 어떻게 마셔야 할까요?

좋은 물을 잘 마시는 방법

- 일반적인 경우 하루 동안 마셔야 하는 물의 양은 체중 10킬로그램당 330밀리리터 정도입니다. 그러면 보통 성인 남자의 경우 2리터 정도, 여자의 경우 1.5리터 정도가 되지요. 물론 어떤 생활을 하는가에 따라 그 양은 달라집니다. 용광로 옆에서 일하는 사람과 에어컨이 켜진 사무실에서 일하는 사람에게 필요한 물의 양은 다를 수밖에 없으니까요.

그렇다면 무엇을 기준으로 해야 할까요? 그건 바로 '갈증'입니다. 현대에 들어 주위 환경이나 먹는 음식 모두 해독의 필요성이 높아졌기 때문에 현대인이 마셔야 하는 물의 양이 이전보다 증가한 것은 사실입니다. 하지만 갈증 이상 가는 기준은 없다고 생각합니다. '목마르면 마셔라!'가 정답에 가깝습니다.

- 아주 심한 갈증을 느끼지 않는 한 식전 30분, 식후 30분 사이에는 물을 마시지 않는 것이 좋습니다. 한국인의 습관 중에 가장 좋지 않은 것이 식후에 찬물을 한 잔 들이키는 것인데, 이렇게 하면 음식물을 제대로 소화할 수 없을뿐더러 위장 기능도 나빠지게 됩니다. 이렇게 되면 식후에 불편함을 느끼기 때문에 자꾸 물을 마시게 되어 만성적인 악순환이 되풀이될 수 있습니다.
- 찬물을 벌컥벌컥 마시지 말고 한 모금씩 입에 머금고 침과 잘 섞은 후, 찬기가 가시면 삼키는 것이 좋습니다. 우리 몸 안은 따뜻하지요. 차가운 음식을 급하게 먹으면 우리 몸은 이것을 자기 것으로 만드는 데 많은 에너지를 소비해야만 합니다. 또한 차가운 음료는 위뿐만 아니라 신장에도 충격을 줍니다.
- 아침에 일어나 마시는 물 한 잔은 자면서 땀으로 손실된 수분을 보충하고, 위장에 신호를 주어 장운동을 준비시킵니다. 공복일 때는 수시로 물을 마셔주고, 자기 직전에는 되도록 물을 마시지 않는 것이 좋습니다.
- 차나 음료수보다는 되도록 좋은 맹물을 마시는 것이 좋습니다. 차나 음료수는 몸에 흡수되는 과정에서 음식물과 마찬가지로 소화 작용이 일어납니다. 그러므로 기호나 건강을 위해 하루 한두 잔 마시는 것 외에는 그냥 물을 마시는 것이 우리 몸에 부담이 적고 좋습니다.

현대인은 만성적인 탈수에 빠져 있다고 합니다. 게다가 나이가 들수록 자꾸만 몸속의 수분이 줄어든다고도 하죠. 이렇게 되면 체액이 산성화하고 탁해지며, 면역력이 떨어져 병에 쉽게 걸립니다. 여기에 병을 치료할 목적으로 약을 먹으면 몸은 점점 더 긴장하고 본래 가지고 있던 몸 자체의 치유력도 약해집니다.

　좋은 물을 잘 마시는 일이 모든 문제를 해결하지는 못하겠지만, 우리 몸의 체액조성을 건전하게 하여 자연치유력을 향상시키는 데는 분명히 도움이 된다고 생각합니다. 그리고 이왕 마셔야 할 물이니 좋은 물을 잘 마시자라는 것은 상식적인 이야기겠지요.

건강한 피부,
하얀 치아를 위해

동요에서 배우는 건강 비결

둥근 해가 떴습니다. 자리에서 일어나서
제일 먼저 이를 닦자 윗니 아랫니 닦자
세수할 때는 깨끗이 이쪽저쪽 목 닦고
머리 빗고 옷을 입고 거울을 봅니다

이 노래 기억하시죠? 아마 어렸을 때 누구나 배우고 따라 부른 추억이 있을 것입니다. 그런데 이 동요는 우리가 언제 일어나야 하는지 그리고 아침에 일어나서 해야 할 일이 무엇인지를 아주 잘 알려주고 있습니다. '해와 함께 일어나서 이를 닦고, 얼굴 이쪽저쪽을 모두 닦으며 세수를 하고, 거울을 보면서 그날의 자신이 어떠한 모습인지 확인해보는 시간을 갖는다.' 정말이지 이거 완벽합니다! 어쩌면 이 곡의 작사가는 생활 건강의 달인이었을지도 모르겠습니다.

제일 먼저 이를 닦자

건강한 치아는 '오복(五福) 중 하나'라고 말해질 정도로 예로부터 귀하게 여겨졌습니다. 사람이 먹고사는 문제가 아주 중요한데 이가 부실하면 음식을 제대로 먹을 수도 맛볼 수도 없고, 이렇게 되면 전반적인 건강에도 영향을 끼칩니다. 한의학에서는 치아를 뼈와 같이 신장(腎臟)과 관계있는 것으로 봅니다. 신장의 기운은 우리 몸의 전체적인 생명력과 연관되어 있기 때문에 치아가 부실하면 몸의 원기 자체도 약하다고 보지요. 그러므로 건강한 치아는 여러모로 중요하다고 할 수 있는데 이러한 치아의 건강을 유지하기 위해서는 평소의 양치질 습관이 매우 중요합니다.

이를 닦을 때 제일 원칙은 '모든 치아의 모든 면을 고루 닦는다'입니다. 체조의 원리와 마찬가지로 치아 또한 입체로 되어 있다는 것을 잊지 않고 모든 면을 고루 닦는 것이 중요합니다. 특히 윗니보다는 아래쪽 어금니 부근에 음식이 끼기 쉬우므로 이쪽을 좀더 신경 써서 닦아주어야 합니다.

여기에 또 하나, 이를 닦는 것만큼 중요한 것이 바로 잇몸을 닦는 일입니다. 칫솔로 부드럽게 마사지하듯이 닦아도 좋고, 손가락으로 마사지하는 것도 좋습니다. 집게손가락 끝의 볼록한 부분으로 위아래와 안쪽, 바깥쪽 잇몸을 골고루 문질러주면 됩니다. 한의학에서는 집게손가락이 불(火)의 기운을 가지고 있고, 신장과 연관된 치아는 물(水)의 기운을 가지고 있다고 봅니다. 집게손가락으로 잇몸을 마사지해주면 치아와 잇몸이 건강해질 뿐만 아니라, 우리 몸에서 가장 기본적인 기의 흐름인 차고(水) 따뜻한(火) 기운이 교류하면서 전신의 상태를 조정하는 데도 좋은 영향을 끼칩니다. 게다가 해보면 아시겠지만 집게손가락으로 하는 것이 가장 편합니다. 물론 손가락은 깨끗해야겠지요?

만약 잇몸에 염증이 약간 있을 때는 소금(천일염이나 죽염)을 손가락 끝에 약간 묻혀서 잇몸을 문질러도 좋습니다. 손가락에 곱게 간 소금을 소금기가 있다 싶을 정도로만 살짝 묻히거나, 소금물을 묻혀 부드럽게 잇몸을 고루 문질러줍니다. 이렇게 하면 염증에 대한 소금 자체의 효과뿐만 아니라, 짠맛이 신장의 기운에 도움을 줍니다. 하지만 평소에는 그냥 손가락으로 문질러도 충분합니다.

또한 학자들의 연구에 의하면 각각의 치아와 우리 몸의 장부들은 다 연결되어 있다고 합니다. 앞니의 경우 윗니는 심장, 아랫니는 신장과 관계있고, 송곳니와 앞어금니는 윗니가 위, 아랫니는 비장과 연관이 있다고 합니다. 뒤어금니의 경우에는 좌측 윗니는 담, 아랫니는 간에 속하고, 우측 윗니는 대장, 아랫니는 폐에 속합니다. 말하자면 치아의 상태를 통해 몸 전체의 건강을 알아볼 수도 있고, 반대로 치아를 통해 우리 몸에 건강한 자극을 줄 수도 있는 것이지요. 양치질을 잘한다면 치아를 건강하게 할 뿐만 아니라 각각의 치아와 연결된 장부들을 다스리는 효과도 기대할 수 있습니다. 하지만 정기적인 치과검진과 적절한 치료도 꼭 필요하다는 것을 잊지 마세요. 그래야 호미로 막을 수 있는 상황을 가래로 막지 않을 테니까요.

세수할 때는 깨끗이!!

오늘 아침 세수 어떻게 하셨나요? 바빠서 대충 몇 번 문지르고 말지는 않으셨나요? 아마 여자분들은 조금 더 꼼꼼하게 하셨겠지요. 세수가 가져오는 기적은 우리 얼굴에 대해서 잘 알고 정성스럽게 씻는 데서 시작합니다.

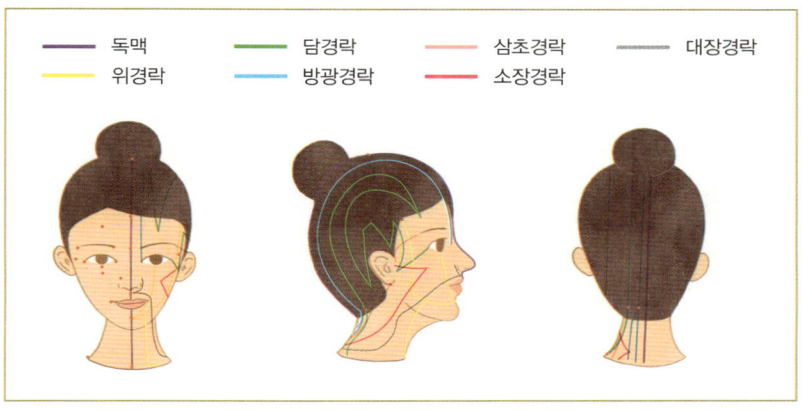

이 그림은 얼굴의 각 부분을 지나고 있는 경락과 혈자리를 나타낸 것입니다. 얼굴에는 우리 몸의 12경락 중에 6개의 경락이 지나고 있습니다. 이외에도 몸 중앙을 흐르는 임맥과 독맥이 얼굴을 지납니다. 얼굴을 지나는 6개의 경락은 나머지 경락들과 서로 연결되어 있으므로 얼굴은 인체의 축소판이라고 할 수 있습니다. 참고삼아 설명하자면 임맥은 회음부에서 시작하여 우리 몸 앞쪽의 정중앙선을 따라 아랫입술까지 이어져 있고, 독맥은 회음부에서 시작해서 몸 뒤쪽의 척추를 따라 인중까지 이어져 있습니다. 이 중 일부가 목과 얼굴에 속합니다.

세수를 잘하면 경락에 자극을 주어 기운의 흐름을 활발하게 할 수 있습니다. 이렇게 되면 몸 전체의 순환이 촉진되고 이러한 상태는 다시 건강한 얼굴로 나타납니다. 또한 세수를 할 때는 눈, 코, 입, 귀 주위를 정성스레 문질러야 합니다. 이렇게 해주면 눈, 코, 입, 귀가 좋아지는 것은 물론이고 서로 연결되어 있는 장부에도 자극을 줄 수 있으므로 이 또한 전신에 효과가 나타납니다. 흔히 금연이나 다이어트를 위해 귀에 맞는 이침이나, 코에 맞는 비침을 생각하면 이러한 원리가 더 쉽게 이해될 것입니다.

　얼굴을 씻는 일 외에 세수할 때 **빼놓을** 수 없는 것이 '목을 씻는 일'입니다. 목을 씻는다는 것은 촌구맥과 인영맥을 조절하는 의미가 있습니다. 촌구맥은 흔히 한의원에서 맥을 짚는다고 할 때 떠올리는 손목의 동맥을 가리키고, 인영맥은 목 앞쪽에 있는 경동맥 부위를 말합니다. 한의사는 이 두 맥을 통해 몸 전체 음과 양의 기운을 진단할 수 있습니다. 현대 해부학적인 관점에서 보면, 촌구맥과 인영맥을 살피는 것은 뇌로 혈액을 공급하는 두 개의 동맥인 경동맥과 추골동맥의 상태를 파악한다는 의미가 있습니다. 다시 화제를 돌리면, 목을 씻을 때는 목의 후면에서 전면으로 쓸어주듯이 씻고 머리와 목이 연결되는 부분을 정성스레 씻어줍니다. 이렇게 세수를 하면 또 한 번 전신을 고루 자극하고 조절하는 셈이 됩니다.

　여기에 한 가지 더! 세수를 하는 자세입니다. 지금은 세면대가 보급되었지만, 이전에는 대야에 물을 떠놓고 선 자세에서 허리를 굽혀 세수를 했지요. 저도 어렸을 때는 마당에 나가 물을 떠놓고 이렇게 세수를 했습니다. 이런 식으로 세수를 하면 자연스럽게 허리를 몇 차례 굽혔다

펴게 되지요. 이 동작은 자는 동안 굳었던 등 근육을 풀어주는 것과 동시에 허리 운동의 효과도 있습니다. 이것만으로도 허리디스크를 예방하는 데 상당한 효과가 있습니다. 그러니 집안에 세면대가 있더라도 세수 정도는 대야에 물을 받아서 해보세요. 아마 색다른 재미와 함께 밤새 굳어 있던 몸이 풀림을 느끼실 겁니다.

아직도
한 끼 때우시나요?

음식, 과연 뭘 먹어야 할까

흔히 '한 끼 때운다'라고 하죠. 그런데 아세요? 잘못 때우면 건강에 구멍이 난다는 사실. 일반적으로 생각하는 것 이상으로 우리가 먹는 음식은 몸과 마음의 건강에 아주 중요합니다. 이슬과 공기만으로 살지 않는 한 내 몸은 곧 내가 먹은 음식입니다. 요즘에는 음식이 정신에 영향을 준다는 연구들도 나오고 있지요(형무소에서 콩밥을 먹였더니 재범률이 떨어졌다고 합니다). 발도로프의 교육으로 우리에게 잘 알려진 슈타이너는 우리 시대에 영적으로 성숙한 사람들이 적은 이유가 미성숙한 재료로 만든 음식을 먹기 때문이라고 했습니다. '의식동원(醫食同源, 의약과 음식은 근원이 같다)'이라는 말에서 알 수 있듯이 예로부터 동양에서는 음식의 중요성을 잘 인식했습니다. 좋은 음식을 먹는 것이 곧 내 몸을 건강하게 하고 병을 치유한다고 생각해온 것이지요. 좋은 것(비싼 것과 혼동하진 마세요)을 먹고, 나쁜 것을 먹지 않는다! 간단하지만 건강하게 사는 데 무엇보다 중요한 원칙입니다.

그럼 뭐가 좋은 음식일까요? 이 점에 대해서는 참 많은 의견이 있습니다. 음식의 재료를 생산하고 유통하는 과정, 재료들이 가지고 있는 몸에 이로운 점과 해로운 점 그리고 나아가서는 음식에 관한 철학까지 반영되는 것일 테니까요. 이러한 내용을 다 담을 수는 없지만 저는 좋은 음식이 무엇일까 했을 때 가장 기본적으로 고려해야 할 것은 다음과 같다고 생각합니다.

1 제철에 난 신선한 것
2 자신이 사는 지역과 가까운 곳에서 생산된 것
3 건강한 환경에서 자란 것
4 최소한의 조리과정을 거친 것

제철음식이란 말이 무색해져버린 요즘과 같은 세상에 이러한 기준을 따지는 것이 쉬운 일은 아니겠지요. 하지만 부쩍 늘어난 유기농 매장의 예에서 알 수 있듯이 수요가 생기면 금방 공급되는 요즘이니 좋은 먹을거리를 찾는 사람이 늘어나면 자연히 시장은 이러한 수요를 따라 변할 것이라고 생각합니다. 그렇게 되면 세상도 조금은 변하게 될 것이고요.

위의 4가지를 큰 기준으로 정하고 다음의 표에서 제시하는 내용을 음식 선택의 세부적인 지침으로 삼으면 아마 무엇을 먹을 것인가에 대한 구체적인 이미지를 떠올릴 수 있을 것입니다.

먹으면 나쁜 것	먹으면 좋은 것
모든 정제된 설탕과 이것을 함유한 식품 (자당, 포도당, 옥수수 시럽, 황설탕, 터비나도, 영양성 옥수수 감미료)	무설탕 식품이나 과일 주스, 적은 양의 꿀, 스테비아 같은 허브를 이용한 식품
커피나 차의 카페인, 탄산음료, 초콜릿, 코코아, 아스피린 복합체	물, 무가당 과일 주스, 약차, 캐럽이나 흰버드나무 껍질 같은 커피 대용품
청량음료, 과일향 음료	광천수
모든 형태의 알코올	레몬즙이나 라임즙을 넣은 광천수
과다한 소금, 정제염	소금의 양을 반으로 줄이고 허브나 천연양념으로 맛을 낸 음식, 천일염
인공감미료, 색소, 향료	유기농 식품, 어떤 첨가제도 없는 것
화학첨가물이나 보존제 (MSG, BHA, BHT, 아질산염, 질산염)	상하지 않은 음식
가공처리한 식품	유기농 음식, 신선한 음식
흰밀가루나 흰쌀 같은 정제된 탄수화물	통곡물 또는 통곡물 가루
왁스, 스프레이 처리 또는 훈제되거나 착색된 과일과 채소	유기농으로 재배한 과일과 채소
포화지방과 인공지방	압착기 방식이나 저온압착 방식으로 짜낸 건강한 지방과 기름, 정제되지 않은 기름
튀긴 음식과 과다한 지방, 충전제를 함유한 가공처리된 육류, 압착되거나 재조합된 육류	저지방 식사(굽거나 볶거나 찌는 방식), 질 좋은 고기(항생제, 호르몬, 약품, 동물성 사료를 안 먹인것)

Jacqueline Krohn, Frances Taylor, 『Natural Detoxification』 Hartley&Marks, Publishers(2000)

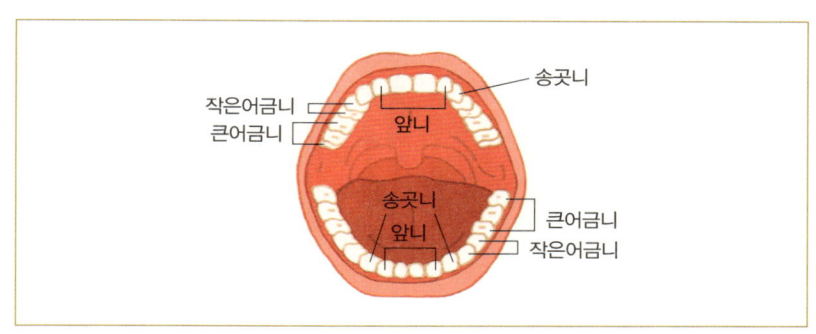

좋은 먹을거리를 골랐다면 이제는 이것들을 어떻게 먹을지 생각해 봐야 합니다. 영양을 고려해서 골고루 먹는 것이 중요한데, 오랜 기간 진화를 통해 형성된 몸의 구조를 알아보면 어떻게 먹어야 하는 지에 대한 하나의 해답을 찾을 수 있습니다.

일반적인 성인의 경우 보통 32개의 치아(사랑니 포함)를 가지고 있습니다. 32개의 치아는 4개의 송곳니, 8개의 앞니, 20개의 큰 어금니와 작은 어금니로 구성됩니다. 이것을 단순화해보면 송곳니 : 앞니 : 어금니 = 1 : 2 : 5의 비율이 됩니다. 또한 이러한 비율은 최초의 인류로 추정되는 루시나 대부분의 포유류에 공통된다고 합니다. 치아 중 앞니는 주로 과일과 채소, 송곳니는 육류, 어금니는 곡류를 씹는 데 적합한 구조입니다. 즉, 음식물을 씹을 때 가장 중요한 역할을 하는 치아의 구조를 통해서 보면 곡물, 채소와 과일, 육류의 비율 또한 5 : 2 : 1 정도가 적합하다고 생각합니다.

결국 '곡물과 채소를 중심으로 약간의 육류를 섭취하는 것'이 바람직합니다. 한 끼 식사 혹은 하루와 일주일의 식단을 정할 때 이러한 비율을 기준으로 삼을 수 있습니다. 그러니까 점심 한 끼를 사먹을 때도 음식의 비율을 이 기준에 맞추거나, 곡류와 육류 위주로 먹었다면 다음에는 채소와 과일을 풍부하게 먹고 약간의 곡류를 섭취하는 식으로 전체적인 비율을 맞춰보는 것이지요. 이렇게 하면 우리 몸에 필요한 영양을 고루 섭취할 수 있을 것입니다.

좋은 음식을 더 맛있게 먹는 방법

건강을 위해 무엇을 먹는가도 중요하지만 어떻게 먹는가도 중요합니다. 특히 현대인들은 과거에 비해서 앉아 있는 시간이 많아졌고 일에 쫓겨 느긋하게 밥을 먹는 것도 힘들다 보니 위장병이 많아졌습니다. 국에 말아 빨리 먹고 답답하니까 물 마시고, 소화가 안 되면 소화제를 먹고, 검진을 받아보니 위장에 염증이 있다고 또 약을 복용하죠. 위장은 지치고 습관은 바꾸지 않으니 속이 늘 편하지가 않습니다. 그렇다면 밥은 어떻게 먹어야 할까요? 가장 기본적인 몇 가지 원칙을 알고 떠오를 때마다 실천하면 이내 속이 편해질 것입니다.

- 밥은 천천히 꼭꼭 씹어 먹는다! 적어도 한 수저를 먹고 20~30회 정도는 씹어야 합니다. 천천히 꼭꼭 씹으면 음식물이 잘게 부서질 뿐만 아니라, 침이 많이 나오게 됩니다. 침은 침샘의 위치에 따라 성질과 성분이 약간씩 다른데, 천천히 씹어 먹는 과정에서 각기 다른 성질의 침이 음식물과 섞이도록 하는 것이 중요합니다. 천천히 씹어서 침과 음식물을 고루 섞으면 식사를 조금만 해도 배가 부르고, 쉽게 허기가 지지 않아 자연스럽게 소식을 하게 됩니다. 흔히 장수의 비결 중에 '한 수저를 남긴다'라는 말이 있는데, 이러한 비결은 천천히 씹어 먹으면 자연스럽게 실천할 수 있습니다.

- 따뜻한 밥과 국을 먹되, 따로 먹어야 합니다. 흔히 소화가 잘 안 되는 분들 중에 밥을 국이나 물에 말아서 먹는 분이 있습니다. 특히 입이 마르고 식사를 제대로 하기 어려운 노인 중에 이런 경우가 많은데, 이렇게 밥을 말아먹으면 잘 씹지 않고 금세 삼켜버리기 때문에 소화가 잘 안 됩니다. 또한 비빔밥도 빨리 먹게 되는 경향이 있으므로 천천히 먹도록 유의해야 합니다.
- 식전, 식후 30분 정도 그리고 식사 중에는 되도록 물이나 차를 마시지 않는 것이 좋습니다. 물이 소화액을 희석시켜 제대로 소화를 할 수 없게 되기 때문입니다. 만약 식사 도중 자꾸만 물이 마시고 싶다면 자신의 위장 기능이 그만큼 저하되었다는 신호라고 생각하면 됩니다. 또한 식후에 물을 마시더라도 가볍게 입가심을 하는 정도로 그치는 것이 좋습니다.
- 식사 후에는 가능하다면 5~10분 정도 슬슬 걸어다니는 것이 좋습니다. 중국 속담에 '식후 100보를 걸으면 99살까지 산다'라는 것이 있는데 식후에 가볍게 걸으면 위장 운동에 많은 도움이 되기 때문입니다. 식후에 바로 앉거나 누우면 위장이 압력을 받아 제대로 운동을 못 할뿐더러, 업무를 바로 시작한다면 위장으로 가야 할 혈액이 두뇌로 공급되기 때문에 소화와 일의 능률이라는 두 마리 토끼를 놓치게 됩니다.
- 개인적 상황이나 오랜 습관이 있을지도 모르지만 아침, 점심, 저녁 세끼를 맞춰서 먹는 것이 좋습니다. 만약 간식이 필요하다면 아침과 점심 사이, 점심과 저녁 사이에 간단한 간식을 먹고 야참은 먹지 않는 것이 좋습니다.

실제 해보면 천천히 꼭꼭 씹어 먹는다는 게 간단한 일은 아닙니다. 처음에는 시간도 많이 걸리고 턱 근육도 뻐근하죠. 하지만 좀 숙달이 되면 식사 시간은 이전과 비슷해지고 턱의 통증도 사라질 것입니다. 하지만 너무 곤죽이 될 정도까지 씹는 것은 오히려 위장이 할 일이 없어져 장

무력증에 걸릴 수도 있으므로 피해야 합니다. 결국 음식은 적당한 정도에서 삼키는 것이 좋습니다.

음식을 천천히 꼭꼭 씹어 먹어야 하는 또 하나의 이유는 치아 구조에서도 찾아볼 수 있습니다. 어금니는 영어로 'molar'라고 하는데, 바로 '맷돌'이라는 어원에서 나온 단어입니다. 실제 맷돌질을 보면 콩을 갈 때 물을 같이 넣어주면서 가는데, 이렇게 해야 고르게 잘 갈리기 때문입니다. 치아에서도 같은 원리가 적용됩니다.

사람의 어금니 구조를 보면, 위 어금니와 아래 어금니가 음식을 갈아부수는 역할을 하는데, 그 위치에는 가장 큰 침샘인 이하선의 도관이 열려 있습니다. 음식을 씹을 때, 교근이라는 근육이 주로 움직이고 이하선은 이 교근의 자극을 받아 침을 분비합니다. 그리고 침에는 소화액이 포함되어 있지요. 이것이 바로 맷돌질하면서 물을 넣는 것과 동일한 역할을 합니다. 침을 분비하는 타액선, 씹는 근육, 치아와 타액이 분비되는 위치가 이런 구조인 것은 우연히 그렇게 된 것이 아니라 음식을 먹고 소화시키는 데 알맞게 만들어진 것입니다. 따라서 생긴 모양에 충실하게 꼭꼭 씹어 먹는 것이 좋다는 말이지요.

지금보다 더 잘 살고 잘 먹기 위해서 열심히 일하는 것도 중요하지만, 좋아하는 사람을 만나 천천히 즐기는 식사만큼 몸과 마음의 건강에 좋은 것은 없다고 생각합니다. 한 끼 식사마저 쫓기듯 먹고, 소화불량에 시달린다면 삶이 너무 우울하잖아요. 바쁘게 점심을 먹고 책상에 앉아 뱃속이 불편해서 고생하고 있다면 지금 자신이 『모모』에 나오는 마을 사람들 같지는 않은지 곰곰이 고민해봐야 합니다.

나른한 오후에 찍는 쉼표

일 년 내내 춘곤증에 시달리나요?

제가 만약 회사의 사장이라면 점심 식사 후에는 직원들에게 산책을 하거나 낮잠을 잘 수 있는 시간과 공간을 마련해주겠습니다. 짧은 시간이라도 가볍게 걷는다면 소화가 잘되어 건강해질 뿐 아니라, 그런 시간에 창조적인 생각들이 떠오를 수도 있기 때문이죠. 또한 적당한 시간의 낮잠은 비만이나 우울증을 해소하고 일의 능률을 올리는 데 도움이 된다고 합니다. 사람의 집중력에는 한계가 있으니까 밥으로 점을 찍었으면 산책이나 낮잠으로 하루 생활의 쉼표를 찍어줄 필요가 있는 것이지요.

하지만 현실은 늘 이상과 달라서 그런 여유를 갖기가 쉽지만은 않습니다. 그렇다 보니 오후에 일을 하다 집중력이 떨어져 자신도 모르게 깜빡 졸기도 하죠. 정신은 차려야 하니 별수 없이 혈중카페인농도를 높여

없는 집중력이라도 짜내야 합니다. 하지만 그러다 보면 결국 몸도 마음도 지치게 되죠. 이럴 때는 기운을 나게 하는 약차를 마시거나, 가볍게 움직여서 몸을 푸는 식으로 기분전환을 하는 것이 좋습니다. 화장실에 가서 가볍게 세수를 하거나 손을 씻는 것도 몸에 활력을 주는 한 가지 방법이 될 수 있습니다. 그러면 지금부터 오후의 졸음을 날려줄 방법들에 대해서 알아보겠습니다.

마른세수

첫번째 방법은 '마른세수'입니다. 물로 씻는 것이 아니어서 이렇게 이름 붙였지요. 그 요령은 다음과 같습니다.

1. 우선 손을 따뜻하게 열이 날 정도로 비비고 얼굴 전체를 크게 세수하듯 문지릅니다. 이때 목과 어깨도 문지르고, 머리도 손끝으로 가볍게 두들겨주고 빗질하듯 문지르면 좋습니다.
2. 손가락에 힘을 빼고 눈을 둘러싼 뼈 주위를 돌아가면서 살살 문지른 다음, 양손의 중지 끝 볼록한 부분으로 코의 양옆이 따뜻해질 정도로 문지릅니다. 입 주위는 손가락 끝으로 톡톡 두드리고, 검지와 중지 사이에 귀를 끼고 귀 주위를 가볍게 문지릅니다.
3. 다시 손바닥을 비벼서 얼굴, 목, 머리를 전체적으로 세수하듯이 문질러줍니다.

그런데 여성분들은 화장이 지워질까봐 못하겠다고 하실지도 모르겠습니다. 그럼 다음 방법을 한번 시도해보세요.

졸음도 쫓고 얼굴 긴장도 풀어주는 경혈 눌러주기

앞에서도 언급한 것이지만 얼굴 주위에는 다양한 경락이 지나고 많은 혈자리가 집중되어 있습니다. 이 중에 필요한 몇 자리를 지압해주면 정신도 맑아지고 피로와 긴장으로 굳어진 얼굴의 긴장을 풀어줄 수 있습니다(주름 개선에도 도움이 되겠지요?). 그 요령은 다음과 같습니다(『뇌내혁명』이란 책에서 보고 응용한 것입니다).

1 중지로 검지를 누르듯이 한 다음, 검지 끝으로 혈자리를 누릅니다.
2 요령은 3초 누르고 힘 빼고, 3초 누르고 힘 빼고, 다시 3초 누르고 힘 빼고, 마지막으로 10초 누르고 떼는 것입니다. 개인적으로는 하나둘셋, 둘둘셋, 셋둘셋, 넷둘셋넷~. 이렇게 하고 있습니다.

❶ 백회혈
❷ 신정혈
❸ 양백혈
❹ 찬죽혈
❺ 사죽공혈
❻ 태양혈
❼ 사백혈
❽ 영향혈
❾ 견정혈
❿ 두유혈
⓫ 풍지혈

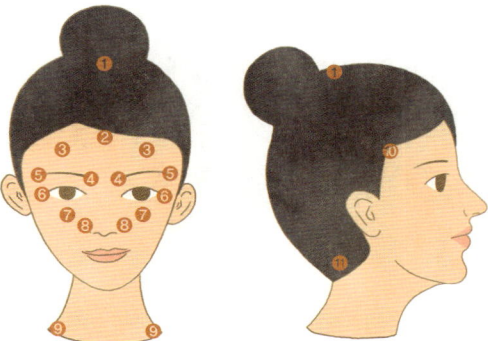

이때 눌러주면 좋은 혈자리는 어깨와 뒷목 그리고 머리와 얼굴에 있는 견정, 풍지, 백회, 신정, 두유, 찬죽, 양백, 사죽공, 태양, 사백, 영향 등입니다. 하지만 너무 강박적으로 혈자리를 찾으려고 애쓰지 마세요. 혈자리 주위를 넓게 눌러준다는 느낌으로 해도 충분합니다.

손끝 누르기

두번째 방법은 손끝 누르기입니다. 방법은 간단한데요. 손톱뿌리 양쪽을 엄지와 검지로 10초 정도씩 꾹 눌러주는 것입니다. 손가락을 모두 해도 채 2분이 안 걸립니다. 눌러주다가 다른 곳보다 유난히 아픈 손가락이 있으면 한 번 더 눌러줍니다. 손가락 끝에는 경맥의 흐름이 시작되고 끝나는 혈자리들이 있어서 이 부분을 눌러주면 전체적인 흐름을 활성화할 수 있습니다. 몸이 깨어나면 졸음도 달아나겠지요?

손목욕

세번째 방법은 이제 자리에서 일어나야 합니다. 도저히 졸음을 참을 수 없겠다면 잠깐 뛰쳐나와야 합니다. 그래서 어디로 가느냐 하면 화장실로 갑니다. 다른 곳으로 가면 눈총을 받으니까요. 볼일도 보고 잠깐 바람도 쐰 후에는 손을 씻습니다. 대충 물만 대는 것이 아니라 아주 정성껏 씻어봅니다. 방법은 간단합니다. 손의 모든 부분을 서로 마찰시키면서 씻는 것입니다. 손바닥, 손등, 손가락 사이사이를 말이죠. 그리고 손만 씻지 말고 손목(손과 손목의 연결선에서 10센티미터 정도 위까지)을 같이 씻어줍니다. 손목에는 내관과 외관이란 혈이 있는데 이 두 자리는 일종의 펌프 역할을 합니다. 기혈이 잘 돌도록 도와준다는 이야기지요(이 원리는 발을 씻을 때도 동일하게 적용됩니다). 실제 해보면 정말 신기하게도 몸이 개운해집니다. 물론 이때 물을 계속 틀어놔서는 안 되겠지요.

3단계 졸음 탈출 작전을 폈는데도 계속 졸린다 하면 그때는 정말 어디 조용한 곳에 가서 살짝 졸고 오는 것이 타고난 수명을 보존하는 데 도움이 됩니다. 순리대로 사는 것이 건강에 제일 좋습니다. 우리 몸이 보내는 반응들을 무조건 잠재우지 말고 지금 내 몸이 원하는 것은 무엇일까를 생각한 다음, 그것을 해주는 것이 좋다는 말이지요. 몸도 마음이 조금씩 지쳐가는 오후, 내 몸의 순리대로 피로를 풀어준다면 남은 근무

시간도 활기차게 보낼 수 있을 것입니다.

나를 다스리는 숨쉬기

내 몸을 엄습하는 피로감을 뒤로하고 열심히 일하다 보면 나도 모르게 한숨이 나올 때가 있습니다. 그럴 때면 '내가 왜 여기서 이러고 있나!' 싶기도 합니다. 하루에도 몇 번씩 끓어오르는 화가 식은 그 자리에는 씁쓸한 우울함이 남고 말이죠. 숨 막히는 세상, 질식사 하기 전에 숨통을 터줄 필요가 있습니다.

일단 조금 조용한 장소를 물색합니다. 휴게실도 좋고 건물 옥상도 좋고 정 안 되면 그냥 일하는 자리여도 괜찮습니다(햇볕이 들고 바람을 쐴 수 있으면 가장 좋지요). 허리를 곧게 펴고 목과 허리를 조이는 넥타이나 벨트는 조금 느슨하게 합니다. 그리고 일단 할 수 있는 최대한으로 크게 숨을 들이마시고 내쉽니다. 내쉬는 숨을 따라 화나 우울함이 다 나간다고 생각해도 좋습니다. 그러고는 혀를 입천장에 살짝 대고 스마일~. 이것으로 숨 쉬기 준비 끝입니다(눈은 떠도 좋고 감아도 좋고 편한 대로 하세요).

이제 호흡에 집중하면서 깊고 천천히 숨을 쉽니다. 억지로 길게 쉴 필요도 없고 숨을 참을 필요도 없고 아랫배에 힘을 줄 필요도 없습니다. 힘들이지 않고 자연스럽게 하는 것이 가장 좋습니다. 숨이 들고 나가는 것이 느껴지나요? 조금 익숙해지면 이제는 온몸을 통해 숨이 들고 나간다는 이미지를 더해봅니다. 내 몸이 오롯이 느껴지시나요? 이 상태를 잠시 유지합니다. 그리고 이만하면 되었다 싶을 때 마무리합니다. 손을 따뜻하게 비벼서 어깨, 목, 허리 등을 가볍게 문지르고 두들기며 정리하면 좋습니다.

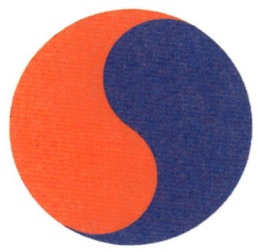

    한의학에서는 생명의 근본적인 기순환을 수승화강(水昇火降)으로 표현합니다. 직역하면 물(水)은 올라가고(昇) 불(火)은 내려온다(降)는 것인데요, 태극기의 태극을 보면 쉽게 이해가 될 것입니다. 그런데 재미있게도 자연현상은 이와 반대입니다. 불은 위로 타오르고 물은 아래로 흐르지요. 만약 사람이 자연현상대로 간다면 자연으로 돌아가는 것이므로 죽는 것이겠지요. 한 생명이 살아가기 위해서는 생명 내부에서 자연현상과 반대되는 기의 흐름이 일어나야 합니다. 외부의 대기압에 쭈그러들거나 터지지 않기 위해 우리 인체 내부에 적당한 압력이 있는 것처럼 말이죠.

    그런데 살다 보면 자꾸 '화'가 위로 올라갑니다. 열 받는 일도 많고, 머리도 많이 굴려야 합니다. 그러다 보면 생명의 근본적인 순환에 이상이 생깁니다. 진료를 하다 보면 많은 분들이 이 균형이 깨져서 단전이라고 표현하는 아랫배 기운은 약해져 있고, 오히려 기운이 위로 치밀어오르는 경우를 자주 보게 됩니다. 가장 근본적인 기의 순환과 상하균형이 깨져 있으니 다양한 문제가 생길 수밖에 없지요.

    천천히 깊은 숨을 쉬는 것은 이러한 문제를 해결해줍니다. 그리고 특별히 배까지 숨을 내리려는 노력을 하지 않아도 이렇게 숨을 쉬다 보면 어느새 호흡할 때마다 배가 같이 움직이는 것을 느낄 수 있습니다. 잠든 갓난아이들의 호흡처럼 우리가 타고난 본래 호흡을 회복하는 것이지요. 그리고 위로 떠오르기만 하던 감정과 머리의 과부하도 천천히 안정됩니다. 짧은 시간이지만 우리 몸이 원하는 것을 해주면 모든 것은 본래 자리로 돌아갑니다.

이렇게 10분 정도만 호흡 훈련을 하면 뭐라고 말하기 힘든 편안함이 생겨납니다. 물론 그 즉시 상사의 잔소리가 시작될 수도 있지요. 세상이 바뀐 것은 아니니까요. 하지만 분명 내 안의 무언가는 변화했습니다. 이런 숨쉬기는 만병의 근원이라는 스트레스를 중화하는 데도 효과가 있고 우리 몸에 부족한 산소를 공급해주는 효과도 있습니다. 어깨 뭉침도 풀리고 머리도 안 아프게 되며 피부도 고와지지요. 무엇보다 바쁜 일상 속에서 아주 잠시지만 오롯이 쉬어가는 시간을 가질 수 있습니다.

스트레스,
한의학에서는 어떻게 볼까요?

우선 '스트레스'의 사전적 의미를 찾아볼까요? 의학적으로는 '적응하기 어려운 환경에 처할 때 느끼는 심리적·신체적 긴장 상태'라고 하고 물리학에서는 '변형력에 대해서 물체가 외부 힘의 작용에 저항하여 원형을 지키려는 힘'이라고 정의합니다. 본래 스트레스라는 단어는 이 물리적인 현상에서 온 공학적인 말이라고 하지요.

한의학에서는 거의 모든 병의 근본에 감정(기쁨·성냄·걱정·고민·슬픔·놀람·두려움)의 불균형이 있다고 봅니다. 살면서 겪게 되는 다양한 사건들(외부에서 가해지는 힘)이 감정의 균형을 깨면 한 가지 감정이 과해지지요. 그렇게 되면 이와 관련된 '기'의 흐름에 변화가 생깁니다. 화가 나면 기가 위로 치밀어오르고, 기쁘면 흐름이 부드러워지고, 생각이 많으면 뭉치고, 놀라면 흐름이 어지러워지며 두려우면 기가 아래로 내려가는 식으로 말이죠. 이러한 흐름의 변화는 결국 신체적인 불편함을 가져옵니다. 이것을 '병'이라고 하지요.

따라서 이러한 스트레스에 대한 몸의 반응이 어느 정도냐에 따라 치료법을 찾습니다. 운동을 통해 몸에 나타나는 스트레스의 흔적을 지우기도 하고, 침이나 뜸 그리고 호흡을 통해 기의 흐름을 조화롭게 하기도 합니다. 또한 감정을 직접 조절하기도 하고(고민이 많아 기가 뭉친 사람을 웃기거나 화를 내게도 하지요), 스트레스에 대한 수용력 자체를 키우는(이것을 '마음공부'라고도 표현합니다) 방법을 쓰기도 합니다. 이를 통해 외부에서 가해진 스트레스로 인한 몸속의 불균형을 조절하고, 앞으로도 겪을 스트레스에 대비해 조절능력을 키워주려고 노력하지요.

삶이란 스트레스의 연속이고 이것은 그 누구도 피할 수 없는 일이라고 생각합니다. 하지만 스트레스를 인정하고 다루거나, 옆에 자신을 도와줄 사람이 있다면 사는 일이 조금은 수월해지겠지요.

잘 마시면
천하제일의 약, 술

오늘은 어떤 회식(會食·廻食·悔食·灰食)을 하셨나요?

바쁜 일과를 마치고 맞는 퇴근 시간 그리고 직장 동료들과 가볍게 한잔. 즐거운 대화가 오가고 하루의 피로 정도는 한꺼번에 날려줄 것만 같은 시간. 그런데 뭐든지 과유불급이라 즐거운 자리가 때로는 머리가 빙빙 도는 회식이 되기도 하고 후회할 말을 하고는 주워담지 못하는가 하면 때로는 회식 자체를 완전히 망치는 경우도 있습니다. 이렇게 되는 원인은 여러 가지가 있겠지만 대부분의 경우는 술이 '원수'인 경우가 많습니다. "술 앞에 장사 없고, 술 좋아하는 사람치고 실수 안 하는 사람 없다"라는 어르신들의 말씀을 기억해도 이미 엎질러진 물이지요. 그런데 한의학에서는 술을 천하에 둘도 없는 약이라고 말하기도 합니다. 잘 마시면 약, 잘못 마시면 독이 되는 이 술을 어떻게 해야 할까요?

술은 어떻게 마셔야 할까

세계 술 소비량 1, 2위를 다투는 우리나라 직장인에게 일정량의 주량은 필수처럼 여겨집니다. 하지만 주량이라는 게 개인차가 아주 커서 소주 한 잔에 나가떨어지는 사람이 있는가 하면 양주 한두 병을 마셔도 태연한 사람이 있습니다.

혈중알코올농도가 금방 높아지는 사람이 있는가 하면 그렇지 않은 사람도 있기 때문인데요. 술의 종류, 마시는 속도, 알코올 분해효소의 유무, 체중과 관계있다고 합니다. 그러니 실수를 안 하려면 먼저 자신의 주량을 알아야 합니다. 다음은 혈중알코올농도와 몸의 상태에 관한 내용입니다.

1단계(0.01~0.05%) 상쾌기 또는 약간 취한 상태 기분이 상쾌하고 머리도 산뜻합니다. 긴장감이 돌고 원칙도 잊지 않아 부드러운 인간관계가 형성됩니다.

2단계(0.05~0.1%) 거나하게 취한 초기 상태 맥박과 호흡이 약간 빨라지고, 취중진담이 나옵니다. 속내를 고백하기 가장 좋은 상태입니다.

3단계(0.1~0.15%) 거나하게 취한 상태 무서운 것이 없고 큰소리를 내며 호탕하게 웃습니다. 다툼이 생기기도 하고, 2차 가자는 말을 시작하는 단계입니다.

4단계(0.15~0.3%) 흠뻑 취한 상태 2차나 3차를 거친 상태로, 같은 말을 되풀이하고 제대로 걷지를 못합니다. 이제는 귀가해야 하는 상태입니다.

5단계(0.3~0.4%) 만취 상태 넘어서면 일어서지 못하고 길거리의 기둥을 붙들고 늘어집니다. 말을 알아들을 수 없는 지경이 됩니다.

6단계(0.4~0.5%) 혼수 상태 마구 토하고, 대소변을 가누지 못합니다. 의식이 사라지고 사망에 이를 수도 있는 단계로, 이 정도라면 주위에서 구급차를 불러야 합니다. 혈중 알코올농도가 0.6% 이상이면 급성 알코올중독으로 사망에 이를 수도 있습니다.

보통 3단계 증상이 나타날 때를 본인의 주량이라고 생각하면 됩니다. 그러니까 아무리 많이 마셔도 3단계에서 그쳐야 하고 1, 2단계에서 기분 좋게 헤어지는 것이 가장 좋습니다. 4단계부터는 그야말로 술이 술을 마시는 상태로 잘해보자고 했던 회식이 자칫 분위기는 물론 본인의 건강도 해칠 수 있게 됩니다. 그런 면에서 이전 우리 조상들이 약주, 반주로 술을 마셨던 전통을 다시 한번 생각해볼 필요가 있습니다. 가볍게 마셔서 마음을 유쾌하게 하고 온몸의 기혈 순환을 촉진시켜 건강을 지키며 부드럽고 즐거운 인간관계를 만드는 정도에서 그치는 술 문화가 필요합니다.

그리고 또 하나, 음주로 건강을 해치지 않기 위해서는 술을 마신 후에 적어도 이틀은 금주하는 것이 좋습니다. 정말 술을 마시지 않으면 일이 제대로 안 된다고 하더라도 최소한 일주일에 이틀은 절대로 술을 마시지 않아야 합니다. 술을 해독하는 우리 몸의 기관들이 휴식을 취하며 기능을 회복할 시간이 필요하기 때문입니다. 술을 마시면서 담배를 피우거나 약물을 복용해서도 안 됩니다. 평소 복용 중인 약이 있더라도 취할 정도로 술을 마신 상태에서 복용하는 것은 삼가야 합니다.

술을 빈속에 그것도 안주 없이 마시는 것은 혈중알코올농도의 상승을 부채질하므로 삼가야 합니다. 이렇게 마셔대면 고민을 해결하기 전에 몸이 망가져버립니다. 또한 첫 잔은 될 수 있는 한 천천히 마시는 것이 좋습니다. 우리 몸에 술을 마신다는 신호를 보내 몸속 기관들이 준비할 시간을 주는 것이지요.

술과 함께 먹는 안주도 중요한데, 참새구이나 두부 같은 단백질이 풍부한 음식과 해물이나 채소 등의 알칼리 식품 그리고 버섯이나 콩처럼 각종 비타민이 많이 함유된 음식을 안주로 먹으면 간장을 보호하는 데 도움이 됩니다. 맥주와 같이 차가운 술을 마실 때는 조금 따뜻한 성질의 안주(그래서 치킨이 어울릴지도 모르겠습니다), 위스키나 고량주 같은 독주를 마실 때는 과일처럼 수분이 풍부하고 약간 서늘한 성질의 안주가 어울립니다. 그리고 술을 마시면서 물을 자주 마시는 것(이때도 찬물을 벌컥벌컥 들이키면 안 됩니다)도 도움이 됩니다.

술에 취한 상태로 잠드는 것보다는 되도록 술이 어느 정도 깨고, 부른 배가 조금 진정이 된 후에 자는 것이 건강에 좋습니다. 같은 양의 술을 마셨더라도 어떤 상태에서 잠에 들었는지가 다음 날 컨디션에 영향을 줍니다. 그리고 어차피 마신 술이라면 효과적으로 숙취를 해소하는 것 또한 필요합니다. 술은 취해 있을 때는 몸을 뜨겁게 만들고 몸속 순환을 촉진시키지만 그 시간이 지나면 오히려 몸을 차게 만들고 순환을 정체시킵니다. 북엇국이나 콩나물국밥처럼 뜨끈한 국으로 해장을 하는 것은 이런 의미에서 효과적입니다. 영양을 공급하는 것은 물론, 속을 풀어주고 몸을 따뜻하게 해서 숙취가 빨리 회복되도록 돕는 것이지요.

마지막으로 또 한 가지, 요즘 숙취와 관련해서 빼놓을 수 없는 것이 바로 숙취해소 음료들입니다. 많은 분들이 여기에 의문을 갖고 있는데요. 저는 해독과 소화라는 두 가지 관점에서 접근하면 좋다고 생각합니다. 즉, 우리 몸이 술과 식사를 포함한 안주를 먹었을 때, 이것을 처리하기 위해 벌이는 일련의 작용들에 도움이 되도록 만들어졌다면 숙취해소에 좋다는 말입니다. 그렇다면 왜 개인차가 생기는 것일까요? 그것은 그날의 컨디션, 마신 술과 음식의 종류, 음료와의 궁합까지 개인마다 차이가 있어서라고 생각합니다. 물론 시중에서 판매 중인 제품들의 기능이 절대적으로 부족한 경우도 있겠지요. 그래서 저는 어쩔 수 없이 술을 자주 드시는 분들에게 음주 30분 전에는 술의 해독을 돕는 약차를 마셔서 몸을 미리 준비하고, 회식이 끝나면 소화를 돕는 약차를 마실 것을 권하고는 합니다. 이것으로 충분하다고는 할 수 없지만 차선책은 될 것이라고 생각하면서 말이죠.

이 정도만 지킨다면 술은 내 몸과 마음은 물론, 사람과의 관계와 일에도 좋은 약이 될 것입니다. 술은 잘 마시면 모든 약의 으뜸(百藥之長)이고, 과하면 몸을 망치는 원인(百毒之源)이 됩니다.

『동의보감』의 음주 12계

『동의보감』에서 소개한 음주 시 지켜야 할 사항들을 적어둡니다. 기억해두면 술로 몸이 망가지는 것을 막는 데 도움이 될 것입니다.

- 술 좋아하는 사람의 병에 계지탕을 쓰면 구토를 하는데, 이것은 술 좋아하는 사람이 단것을 좋아하지 않기 때문이다. 다른 단맛이 나는 것도 금하도록 한다.
- 탁주를 마시고 밀가루 음식을 먹으면 기가 소통되는 통로가 막힌다.
- 얼굴이 흰 사람은 혈을 소모하므로 술을 자주 마시지 않는 것이 좋다.
- 술은 석 잔을 넘기지 않도록 한다. 과하면 오장이 상하고 성질이 어지러워지며 발광을 한다.
- 술은 과하지 않는 것이 좋은데, 과음하면 토해내는 것이 가장 좋다.
- 취한 후에 억지로 음식을 먹으면 종기가 생길 수도 있으므로 좋지 않다.
- 취한 채로 누워서 바람을 쐬면 목이 쉰다.
- 취하고 배가 부른 상태에서 수레나 말을 타고 달리거나 담장 등을 뛰어넘는 것은 금한다.
- 취한 후에는 성관계를 갖지 않아야 한다. 작게는 얼굴에 기미가 끼고 기침이 나며, 크게는 장부의 맥이 상해서 수명이 줄어든다.
- 술이 비록 마음을 시원하게 하고 혈맥을 통하게 하나, 풍(風)을 부르고 신장을 망치며 장을 문드러지게 하고 옆구리를 썩게 하는 데 이것만 한 것이 없다.
- 배부르게 먹은 후에는 술을 마땅히 마시지 말아야 한다. 술을 마실 때 과격하고 급하게 마시면 폐가 상할 우려가 있으므로 삼가야 한다.
- 술이 덜 깬 상태에서 갈증이 날 때 찬물이나 차를 마시면 술을 끌고 신장으로 들어가 독이 되는데, 이로 인해 허리와 다리가 무거워지고 방광이 차가워지고 아파지며, 동시에 수종(몸이 붓는 증상), 소갈(갈증이 나고 몸이 말라가는 증상), 다리를 못 쓰는 증상 등이 생길 수 있다.

나는 걷는다,
고로 나는 건강하다

걷는 인간, 호모 암불란스(homo ambulans)

혹시 '왜 운동을 해야 건강할까?' 하는 아주 유치한 질문을 해본 적이 있나요? 물론 운동의 효과에 대해서는 아주 많은 정보들이 있지요. 제가 말하고 싶은 것은 좀더 단순하고 원론적인 이야기입니다. 즉, '동물'이기 때문에 운동을 해야 한다는 것이지요. 동물(動物)의 뜻이 무엇인가요? 움직이는(動) 생물(物)이라는 말이잖아요. 그러니까 움직이는 것은 동물의 본성인 것입니다(동물이 안 움직이면 크게 아프거나 죽은 것입니다). 그런데 신석기 시대의 호모사피엔스가 정말 쉼 없이 많은 시간 동안 생존을 위해 움직였던 데 반해 현대인은 그렇지 않다는 데 문제가 있습니다. 하나의 열매를 얻기 위해, 한 마리의 물고기를 잡기 위해 숲으로 강으로 가는 사람들은 드물지요. 마트에 다 있으니까요. 그런데 우리의 유전자와 신체는 아직 신석기 시대에 맞춰져 있습니다. 그리고 이런 불일치가 많은 병의 원인이 되지요. 이러한 사실의 극단적인 예가 오랫동안 입원해서 병실에 누워 있는 환자들입니다. 처음에는 특정한 질환에 의해 거동을 못 하지만 나중에는 단지 오랫동안 움직이지 않았다는 것 때문에 또 다른 건강상의 문제가 생기지요. 그러니 건강하고 싶다면 움직여야 합니다.

앞서 말한 대로 한의학에서는 우리 몸속의 오장육부를 중요하게 생각합니다. 이 장부의 기능이 조화로워야 건강하다고 보지요. 그런데 재미있게도 이 장부의 기능을 조절할 때 팔과 다리에 있는 혈자리들(그것도 손, 발에 가까운 부위)을 많이 이용합니다. 팔과 다리를 활발하게 움직이면 혈자리들에 침을 놓고 뜸을 뜨는 것과 같은 효과를 볼 수 있습니다. 전체적인 순환과 위장의 운동이 활발해지는 것은 물론이고 팔다리가 활성화함으로써 몸속 장부들도 건강해지는 것이지요. 동양의 무예나 양생법에서 하는 동작들은 팔과 다리 그리고 신체의 자세를 통해 특정 경락의 흐름을 활성화하고 이와 관련된 장부의 기능을 조절하기 위한 것입니다. 이런 관점에서 여러 가지 운동을 바라보면 그 속내를 조금 더 이해할 수 있어 상당히 흥미롭습니다.

운동의 종류는 정말 많습니다. 하지만 그중에서 가장 단순하고 인간적인 것이 바로 '걷기'입니다. 아마 하루 중에 일정시간을 제대로 걷기만 해도 많은 병들이 사라질 것입니다. 특히 장시간 사무실 책상에 앉아서 일을 하고 정신적인 스트레스가 많은 현대인들에게 이보다 더 효과적인 건강법은 없을지도 모르겠습니다. 피곤하다고 움직이지 않으면 몸이 회복되기보다 오히려 더 처지게 됩니다. 그렇게 되면 더 움직이기가 싫어지는 악순환이 되풀이되지요. 물론 그렇다고 쉬지 말라는 이야기는 아닙니다. 다만 일상 생활에서 몸을 적극적으로 움직이는 시간이 적었다면, 마냥 누워서 쉰다고 활력을 회복하는 것이 아니라는 말입니다. 그런 의미에서 적당한 신체적 활동의 또 다른 이름은 휴식이라고 할 수 있습니다.

건강하게 걷는 한 걸음

건강에 도움이 되는 걷기이니 그냥 무작정 많이 걸으면 좋을까요? 꼭 그렇지는 않습니다. 실제 상담을 하다 보면 남들이 좋다고 해서 따라 하다가 도리어 병이 난 경우도 있으니까요. 여기에도 몇 가지 요령이 필요합니다.

- 걷기 운동을 하기 전후에 가벼운 맨손체조와 스트레칭으로 몸을 준비하고 정리하는 것이 필요합니다. 모든 운동에 있어서 워밍업과 쿨다운은 공통된 사항입니다.
- 처음에 걷기를 시작할 때는 15~20분 정도만 하는 것이 좋습니다. 처음부터 욕심을 내면 탈이 나기 쉽고 이렇게 되면 모처럼 운동을 결심한 마음이 흔들리게 됩니다.
- 걷는 속도는 평소 자신이 걷는 속도보다 20% 정도 빠른 것이 효과가 좋습니다. 옆 사람과 대화를 하는 데 숨이 차서 힘들다면 너무 빨리 걷는 것이므로 속도를 좀 낮춥니다.
- 시간과 속도가 익숙해지면 시간을 5~10분 정도씩 늘려나가서 최종적으로는 40분에서 1시간 정도, 거리로는 5킬로미터 정도를 걸으면 충분하다고 생각합니다.

걷기가 좋다고 하니까 러닝머신 위에서 걷는 분들이 있는데, 이런 경우에는 아무래도 기계의 속도에 맞추어 걷다 보니 자신도 모르게 몸이 긴장할 수 있습니다. 날씨가 춥다든지 하는 어쩔 수 없는 경우가 아니라면 운동장이나 공원, 강변 같은 넓게 트인 공간에서 걷는 것이 좋습니다. 근처에 야트막한 산이 있다면 산길을 걷는 것도 좋고요. 단순하게 걷는 것이 지루하다면 자신만의 코스를 만들어봐도 좋습니다. 이렇게 하면 지루함도 덜해지고, 늘 똑같아 보이던 동네에서 일상의 신비를 발견하게 될지도 모릅니다.

걸을 때는 팔꿈치를 펴고 앞뒤로 흔들면서 걷는 것이 심폐기능을 향상시키는 데 더 효과적이라고 합니다. 걷기가 좀 지루하고 재미가 없다면 자전거를 타거나 등산, 수영 같은 몸 전체를 고루 쓰는 유산소 운동을 병행하는 것도 좋은 방법입니다.

걷기 심화 과정

예전에 기마민족이 강성했던 이유 중에, 승마로 인해 다리 안쪽의 경락과 근육이 단련되어 결과적으로 하체의 힘과 체력이 강해져서라는 이야기가 있습니다. 실제 승마는 정신과 몸 모두에 긍정적인 영향을 준다고 합니다.

하지만 말을 타지 못한다고 실망할 필요는 없습니다. 일반적인 걷기를 하면서도 승마와 같은 효과를 얻을 수 있는 방법이 있으니까요. 바로 엄지발가락이 있는 발의 안쪽 면에 무게를 싣는다는 느낌으로 걷는 것입니다. 이렇게 말하면 가끔 오리걸음을 하라는 것으로 이해하시는 분들이 있는데, 그런 것이 아니라 반듯이 걷되 중심을 안쪽에 두는 것입니다. 처음에는 잘되지 않겠지만 습관이 되면 자연스럽게 힘들이지 않고도 할 수 있습니다. 이렇게 걸으면 다리의 안쪽으로 흐르는 간장과 비장 그리고 신장 경락이 활성화하고, 이들 경락이 흐르는 부위의 근육이 튼튼해집니다. 결과적으로 우리 몸의 근원적인 에너지까지 강화됩니다.

발 안쪽에 힘을 실어 걷는 방법은 하체의 힘이 떨어져서 발 외측으로 치우쳐 걷는 습관이 있는 분들에게 특히 효과적입니다. 하체 근력이 떨어지고 발 외측에 중심이 쏠리면 자주 발목을 삐거나 심한 경우 요통에 걸릴 수도 있습니다. 평소 자신이 잘 신는 신발 밑창의 외측이 지나치게 많이 닳았다면 한번 자신의 상태를 점검해볼 필요가 있습니다. 걷는 방식은 운동을 할 때나 일상적으로 걸으면서 생각날 때마다 조금씩 연습해보면 좋습니다.

여기서 좀더 나아가 걷기가 지루하고 재미없다 싶을 때 변화를 줄 수도 있습니다. 일전에 우리 무술에 대한 글에서 본 내용인데, 걸음에 리듬을 주면서 걸어보는 것입니다. 걸으면서 속으로 '하나, 둘, 셋'을 반복적으로 세고, '셋'과 함께 내딛는 발로 땅을 꾹 누르면서 걷는 것입니다. 전통무예에 배어 있는 삼박자를 걸음에 응용한 것인데, '아리랑'과 같은 노래를 속으로 흥얼거리면서 걸으면 자연스럽게 삼박자 걸음을 걸을 수 있습니다. 처음에는 다리에 힘이 들어가면서 순간 멈칫하기도 하고 뭔가 부자연스럽지만, 반복하면 겉으로 봐서는 표시가 안 날 정도로 자연스럽게 리듬에 맞춰 걸을 수 있습니다. 이렇게 걸으면 단조로운 걷기에 변화를 줄 수 있을 뿐만 아니라 움직임에 정신을 집중함으로써 운동 효과를 높일 수 있고, 땅을 꾹 누르는 발걸음을 통해 아랫배의 힘을 기를 수 있습니다.

가만히 생각해보면 걷는다는 일은 단순히 건강만을 위한 일이 아니란 생각이 듭니다. 어떻게 보면 무척이나 단순하고 심심한 걷기지만, 오히려 그 단순함 덕에 정말 정신없이 빠르게 돌아가는 요즘 같은 세상에서 자신의 속도와 리듬을 되찾을 수 있는 계기가 되는 것은 아닐까요? 그리고 무엇보다도 걸은 만큼 앞으로 나아가는 충실한 느낌과, 늘 똑같아 보이던 자신의 몸과 일상에서 실은 수많은 변화가 일어나고 있다는 것을 알게 되는 기쁨이 걷기의 큰 장점이자 많은 사람들이 걷기에 빠져드는 가장 큰 이유라고 생각합니다.

지치고 집중력 떨어지는 야근,
해결책은?

상담을 하다 보면 자영업을 하면서 별수 없이 밤에 일하는 분들도 있고, 과중한 업무로 밤늦게까지 일하는 분들도 만나게 됩니다. 그리고 대부분이 만성적인 피로와 무기력 그리고 기억력 저하와 같은 증상을 호소합니다. 쉬어야 할 때 일해서 몸이 지친 것이지요.

한의학에서 보는 밤은 계절로 치면 겨울과 같습니다. 겨울에는 만물이 휴식을 취하고 그 생명활동을 쉬면서 봄을 위한 에너지를 저장하는 것처럼, 사람도 밤에는 충분히 쉬고 잠을 자면서 내일을 위한 에너지를 충전해야 합니다. 실제로도 우리가 자는 동안 많은 치유작용이 일어난다고 합니다. 그러니 밤늦게 활동을 하면 당장은 별 탈이 없겠지만 서서히 배터리가 방전되기 마련입니다. 그리고 다음 날 또 일을 해야 하므로 충전이 부족한 상태에서 다시 활동을 시작하게 되고 이것이 반복되면 배터리에 경고등이 들어오게 됩니다. '만성피로'라는 형태로요. 이 배터리는 가장 근본이 되는 기운이라고 해서 '원기'라고 표현하고 장부로는 신장과 관련되어 있습니다. 그래서인지 야간에 일을 하는 많은 분들에게서 신장의 기능이 약해진 신호들이 나타납니다.

따라서 가능하면 밤을 새거나 너무 밤늦게까지 일이나 활동을 하지 않는 것이 좋습니다. 부득이하게 이런 생활을 해야 한다면 이때는 부족한 기운을 보충해주어야 합니다. 이럴 때 카페인 음료로 부족한 에너지를 끌어올리기만 하는 것보다는 사무실 직원들이 다 같이 약차 한 잔씩 마시는 것이 좋다고 생각합니다. 한의학에서 신장을 보하는 대표적인 처방이 바로 백석의 시에도 나오는 육미지황탕(숙지황 8그램, 산약, 산수유 각 4그램, 택사, 목단피, 복령 각 3그램을 배합)입니다. 야근 중에 이 탕약을 연하게 차처럼 끓여 마신다면 운치도 있고 몸도 상하지 않을 수 있겠지요.

또한 신장의 기운을 길러주는 도인법도 도움이 될 수 있는데요. 『동의보감』에 그 방법이 소개되어 있습니다. 다 같이 약차 한 잔 마시고 도인법 한 번 하고 힘내서 일하면 조금은 낫지 싶습니다.

신장도인법

1. 단정하게 앉아 양손을 머리 위로 올린다.
2. 귀를 지나 양쪽 옆구리를 지나도록 팔을 3~5회 아래로 끌어당긴다.
3. 손을 가슴에 대었다가 활짝 편다. 좌우 동일하게 하여 몸을 3~5회 이완시킨다.
4. 앞뒤좌우로 열 번 정도씩 점프하면 허리, 신장, 방광에 있는 나쁜 기운과 기의 뭉침을 몰아낼 수 있다.

신수혈 마사지

신수혈(허리뼈 2번과 3번 사이 중간 지점에서 좌우로 4.5㎝ 정도 떨어진 2개의 혈자리)을 문지르는 것도 좋다.

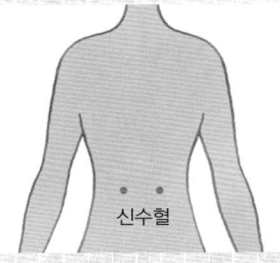

신수혈

1. 잠자리에 들 때쯤, 자리에 앉아 다리를 편다.
2. 옷을 풀어헤치고 숨을 멈춘 다음, 혀를 입천장에 붙이고 눈은 위를 보면서 동시에 항문을 조이고 손으로는 양쪽 신수혈을 각각 120번씩 문지른다.
3. 전부 하고 나면 아랫니와 윗니를 서로 부딪치고 자리에 눕는다.

신장도인법과 신수혈 마사지는 많이 할수록 효과가 좋다. 신장의 원기가 허하고 냉해서 소변을 자주 보는 증상을 치료한다.

힘든 오늘을
씻어내는 현명한 방법

오늘 하루 쌓인 피로, 어떻게 풀었나요?

일본인의 건강함을 이야기할 때 자주 언급되는 것이 그들의 목욕문화입니다. 섬나라 특유의 습한 기후 때문에 발달한 문화이기도 하지만 전신의 순환을 촉진시켜 피로를 개선하고 긴장된 몸과 마음을 이완시켜주는 일본의 목욕문화에는 분명히 좋은 점이 있다고 생각합니다.

하지만 전 세계적으로 인간이 이용할 수 있는 물이 부족해지고 있는데 매일 온몸을 담그며 목욕한다는 것은 다시 생각해봐야 할 문제입니다. 이런 식의 목욕은 특정한 목적을 가지고 하는 것이 좋고, 목욕하고 난 물을 재활용하는 방법도 생각해봐야 합니다. 평소에는 그냥 아침저녁으로 가벼운 샤워를 하는 것이 좋습니다. 이렇게 말하면 차라리 그냥 덜 씻는 게 좋지 않느냐고 생각할 수도 있겠지만, 제 생각에 현대인은 예전 사람들보다 자주 씻을 필요가 있습니다. 이전보다 환경오염이 심각해져서 전에는 없던 다양한 공해물질에 사람들이 쉽게 노출되기 때문에 이것을 씻어내야 합니다. 또한 씻는 과정을 통해 하루 동안 쌓인 몸의 피로를 풀고 새로운 활력을 불어넣을 수 있기 때문입니다.

물도 절약하고 건강하게, 건강샤워

'건강샤워'의 가장 기본적인 방법은 몸의 모든 부분을 골고루 문지르는 것입니다. 이것은 전통적인 치료법인 수기요법의 찰법(擦法)에 해당하는 것으로, 이런 과정을 통해서 인체의 모든 부분에 자극을 주어 장부의 기능을 조절할 수 있습니다. 또한 피부에 쌓인 노폐물을 제거하고 온몸 구석구석까지 순환이 촉진되어 우리 몸에 쌓여 있던 피로가 빨리 해소되도록 도와줍니다.

그 방법을 좀더 구체적으로 살펴보면 머리를 감을 때는 손끝으로 골고루 눌러서 문지르는데, 이때 머리 뒤쪽의 경추와 두개골이 만나는 부위를 좀더 신경 써서 자극해주면 피로 회복에 도움이 됩니다. 몸을 씻을 때는 물이 묻은 몸을 골고루 문지릅니다. 흔히 샤워를 할 때는 손이 쉽게 닿는 부분을 위주로 대충 문지르는 경우가 많은데, 우리 몸은 입체라는 점을 잊지 말고 평소 손이 잘 가지 않고 많이 쓰지 않는 안쪽 면까지 고루 문질러야 합니다. 손으로 문지르는 것이 가장 좋지만, 부드러운 타월 같은 도구를 이용해도 됩니다. 또한 충분히 문지른 후에는 몸의 각 부분을 쓸어내리듯이 고루 씻어냅니다. 샤워를 마치고 나서 물기를 제거할 때는 문질러서 닦는 것보다 두들기듯 물기를 제거하는 것이 좋습니다.

이렇게 몸을 씻어주면 그 자체로도 건강에 도움이 되지만, 몸을 세세히 문지르는 동작을 통해서 자신의 몸에 집중하는 기회를 가질 수 있습니다. 종종 특정 부위의 이상을 발견하기도 하고 씻는 동작을 통해 내 몸의 관절이나 근육이 정상적으로 움직이는지 점검해보는 시간을 가질 수 있는 것이지요.

한 가지 덧붙이자면 하루 일과를 마치고 하는 샤워는 비누칠을 하는 것이 좋다고 생각합니다. 하루 생활을 통해서 피부에 쌓였을 노폐물과 독성물질을 효과적으로 제거해야 하기 때문이죠. 물론 이때 쓰는 비누나 샴푸는 천연 제품이 좋습니다. 하지만 자고 일어나서 아침에 몸을 씻을 때는 수면 중에 땀을 많이 흘리지 않았다면 그냥 가볍게 물로만 해도 충분합니다.

어떤 분들은 이렇게 자주 샤워를 하면 물을 많이 써서 낭비라고 할지도 모르지만, 건강샤워의 비결은 물을 많이 뿌리는 것이 아니라 손으로 온몸을 고루 문지르는 데 있습니다. 실제 해보면 사용하는 물의 양이 그리 많지 않다는 것을 알 수 있습니다. 건강샤워는 영화나 드라마에서 매력적인 몸매의 주인공이 물을 한껏 세게 틀어놓고 하는 것처럼 폼이 나지는 않지만 건강에는 많은 도움이 되므로 오늘부터라도 실천해보면 좋을 것입니다.

노화를 방지하고 원기 회복에 좋은 약욕

건강샤워를 꾸준하게 실천하면 피로를 회복하고 몸의 활력을 되찾는 데 많은 도움을 받을 수 있습니다. 하지만 살다 보면 과로를 한다거나, 몸과 마음이 너무 지치고 힘들어서 샤워만으로는 회복이 되지 않는 경우가 생기기도 합니다. 오랫동안 누적된 피로와 스트레스는 잘 풀리지 않지요. 이럴 때는 전통적인 약욕(藥浴)이 보다 효과적일 수 있습니다. 욕조에 물을 채우고 하는 목욕인 만큼 많은 물을 쓰지만 자주 하지 않으면서 가끔씩 잘 이용한다면 건강에 많은 도움이 될 것입니다.

『조선왕조실록』에는 왕들이 병이 났을 때 온천을 찾았다는 기록이 자주 나오는데, 온천욕은 말하자면 '천연약욕'이라고 할 수 있습니다. 온천의 뜨거운 물은 혈액의 흐름과 피부 표면에 있는 모세혈관의 활동을 증가시켜 몸속의 독소가 빨리 방출되도록 합니다. 동시에 모공을 열고 땀이 나게 함으로써 이 땀을 통해 독소가 몸 밖으로 쉽게 배출됩니다. 또 온천수에 녹아 있는 각종 미네랄이 건강의 회복에 도움을 준다고 합니다.

약욕의 원리도 이것과 동일합니다. 즉, 따뜻한 목욕물에 각자의 몸상태에 맞는 약재를 넣고 목욕을 함으로써 몸에 쌓인 독소의 배출을 돕고, 피부를 통해 우리 몸에 필요한 것들을 흡수할 수 있도록 하는 것입니다. 예로부터 약욕에는 다양한 약재들이 이용되었는데 현대인에게 필요하다고 생각되는 몇 가지 방법을 소개해보겠습니다.

피로 회복에 좋은 약욕

둥굴레 목욕 노화를 방지하고 기력을 회복하는 데 좋다. 특히 소화기와 폐에 좋다. 물 1리터 정도에 둥굴레 80그램 정도를 넣고 물이 반쯤 줄 때까지 약한 불로 달인 후 그 물을 목욕물에 섞어 이용한다.

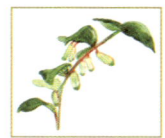

귤 목욕 귤 목욕은 회춘의 비결로 알려져 있다. 귤이 귀했던 시절, 왕실 사람들 외에 일반인들은 상상도 할 수 없었다고 한다. 귤 목욕은 노화 방지는 물론 피부 미용과 술의 해독 그리고 몸이 차가운 증상과 요통, 코감기 등에 효과가 있다. 목욕물에 귤 5, 6개를 껍질 채로 크게 쪼개 2시간 정도 띄워두었다가 더운 물을 더 붓고 목욕하는데, 귤은 농약을 치지 않은 것이어야 한다.

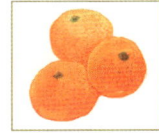

피부를 곱게 하는 약욕

마늘 목욕 피부의 탄력 회복과 몸의 활력 충전에 효과가 있다. 물 1리터에 마늘 50그램 정도를 넣고 약한 불에 달여서 물이 절반으로 줄면 목욕물에 부어 이용한다.

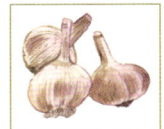

율무 목욕 율무 목욕은 기미, 여드름, 사마귀, 주근깨 등에 좋은데, 특히 자외선에 과도하게 노출되어 생기는 피부 문제에 효과가 좋다고 한다. 목욕물에 율뭇가루 100그램 정도를 넣은 주머니를 담가서 이용한다.

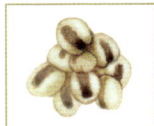

스트레스를 풀어주는 약욕

국화꽃 목욕 눈을 밝게 하고 머리를 맑게 해주는 효과가 있다. 예전 궁중에서는 흰국화꽃의 즙을 이용하는 목욕이 피부미인의 비결로 알려져 있었다고 한다. 가을에 따서 그늘에 말린 국화를 더운 물에 한참 우려낸 후 그 물에 목욕한다. 스트레스가 많은 현대인에게 유용한데 또한 감기 기운이나 두통이 있을 때도 도움이 된다.

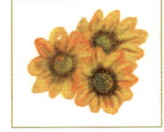

약술 목욕 예전에 궁궐에서 많은 스트레스를 받던 내시들이 잣술을 이용한 목욕을 즐겼다고 한다. 약술 목욕은 스트레스 해소 외에도 피로 회복과 피부 미용에 효과가 있다고 한다. 다양한 종류의 약술을 목욕에 이용하는데, 기본적으로 질 좋은 청주를 이용하는 것이 좋다. 술의 양은 체력의 강약에 따라 조절하되, 너무 허약한 사람이나 고혈압 환자, 심장질환 환자, 노쇠한 사람은 피하는 것이 좋다.

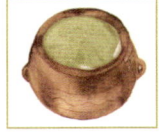

몸속 독소를 해독하는 약욕

무청 목욕 피부의 각질과 땀 같은 노폐물을 배출하는 효과가 있다. 3개 정도 분량의 무나 순무잎 말린 것(마트에서 판매하는 시래기)을 3~4시간 우리고, 그 물을 목욕물에 섞어서 이용한다.

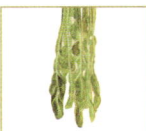

우엉뿌리 목욕 해독, 특히 우리 몸의 요산을 배출하는 데 도움이 된다고 하며 통풍 환자에게 유용할 것으로 생각된다. 또한 종기나 뾰루지에도 효과가 있다. 우엉뿌리 한 움큼을 물 1리터 정도에 붓고 30분 정도 약한 불로 달인 다음 목욕물에 넣고 목욕한다.

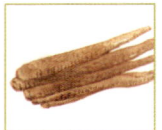

귀리 목욕 피부의 대사를 향상시켜 해독에 도움이 된다. 한 움큼의 귀리를 2리터 정도의 물에 넣고 25분 정도 약한 불에 달인 다음, 그 물을 목욕물에 넣어 목욕한다.

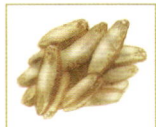

팔다리 통증에 좋은 약욕

쑥 목욕 중년 이후 발생하는 각종 관절의 통증에 좋고 피부가 가려운 증상에도 효과가 있다. 또한 몸속의 노폐물을 배출시키는 효능이 뛰어난데, 술독에도 효과가 있으므로 평소 술을 즐겨 마시는 사람들에게 도움이 된다. 봄에 뜯어 그늘에서 잘 말린 쑥 50그램을 물 1리터에 넣고 물이 절반 정도가 될 때까지 약한 불로 달인 후, 그 물을 목욕물에 넣어서 이용한다.

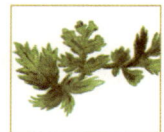

생강 목욕 몸의 차가운 기운을 몰아내고 혈액순환을 촉진하는 작용을 한다. 몸이 차가워서 생기는 각종 통증과 노인들의 혈액순환을 좋게 하는 데 유용하다. 또한 몸살 기운이 있을 때도 효과가 좋다. 먼저 성인의 손가락만 한 생강을 잘게 썰어 물에 넣고 끓을 때까지 가열한다. 불을 끄고 30분 정도 기다린 다음 이 물을 목욕물에 부어서 목욕한다. 또는 생강으로 담근 술을 이용해도 좋다. 생강 대신 건강(말린 생강)을 이용해도 같은 효과를 볼 수 있다.

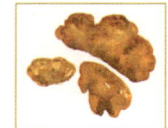

  이상은 일부분의 예에 불과하고 이외에도 많은 약재들을 약욕에 이용할 수 있습니다. 일단 한 번에 하나씩 이용하는 것을 원칙으로 하고, 익숙해지면 자신의 몸 상태에 맞는 약재들을 골라서 우린 다음 목욕물에 섞어서 쓰면 됩니다. 평소 약차를 즐겨 마시는 분들이라면 차를 우리고 난 약재를 이용해도 좋습니다.
  또한 복용 중인 한약이 있다면 그 탕액을 약욕에 이용해보는 것도 좋은 효과를 기대할 수 있습니다. 이러한 방식 외에도 우리 몸과 약재에

대한 기본적인 지식이 있다면, 약욕의 핵심인 따뜻한 물과 내 몸에 필요한 약재라는 원리를 이용해서 상황에 맞게 다양한 방식으로 약욕을 즐길 수 있을 것입니다.

약욕할 때의 일반적인 주의사항

- 목욕에 이용하는 물은 정수된 물이나 안전한 샘물이 적합하지만 수돗물을 이용해도 무방하다.
- 목욕을 하기 전 샤워를 해서 몸을 씻되, 부드러운 솔로 전신을 문질러 피부에 쌓인 독소와 과도한 피지를 제거해야 한다.
- 물의 온도는 피부가 데지 않을 정도로 뜨겁게 하고, 물의 깊이는 몸을 담갔을 때 목에 이를 정도로 한다. 단, 노인이나 혈압이 높은 사람의 경우 명치 아래까지만 담그는 것이 더 효과적일 수 있다.
- 너무 배가 고프거나 부를 때 그리고 술에 취했을 때는 목욕을 피하도록 한다.
- 천천히 몸을 담가서 몸이 적응할 시간을 갖도록 하고, 몸을 담그는 시간은 처음에는 5분부터 시작해서 서서히 늘려나간다. 단, 최대 30분을 넘기지 않도록 한다.
- 목욕물에 몸을 담그고 있는 동안 부드러운 솔로 근육을 마사지해서 피부의 혈액순환을 증가시킨다.
- 목욕을 마치고 나면 샤워를 해서 배출된 독소를 씻어낸다. 만약 땀이 계속 난다면 샤워를 반복하는 것이 좋다.
- 목욕을 하기 전과 후 그리고 도중에 물을 한 잔씩 마신다. 이때 찬물은 피하고, 목욕 전후에는 몸 상태에 맞는 약차를 마시는 것도 좋다.
- 목욕을 하면서 어지러움, 두통, 갈증, 피로감, 메스꺼움 등을 느낀다면 바로 중단한다.
- 목욕을 하기 전후에 욕조를 깨끗하게 청소한다.

약욕의 재료와 주의사항은 『왕실양명술』과 『Natural Detoxification』을 참고.

내일을 위해,
Good night!

굿 나잇! 내일 또 만나요

사람이 80년을 산다고 치면 평균적으로 잠을 자는 데 26년을 쓴다고 하죠. 자는 데 그 긴 시간을 쓰는 것은 아마도 그래야만 나머지 시간을 충실하게 보낼 수 있기 때문일 거라고 생각합니다. 실제로 잠을 설치고 난 다음 날이면 하루 내내 피곤하고 신경이 날카로워져서 일을 하는 데 곤란했던 경험이 있을 것입니다. 불면증에 시달리면 또 얼마나 괴로운가요. 인간에게 최고의 고문은 잠을 재우지 않는 것이라고 하죠. 잘 자는 일은 좋은 음식을 먹고 규칙적으로 운동을 하는 것만큼이나 건강하고 정상적인 생활을 해나가는 데 중요한 일입니다. 우리는 잠을 자면서 하루 동안 쌓인 몸과 마음의 피로를 회복하고, 부지런히 일했던 우리 몸의 각 부분은 휴식을 취하게 됩니다. 또한 성장기 아이들에게 충분한 수면은 필수적인 요소이기도 하지요.

현대인들은 문명의 발달 덕분인지 낮과 밤을 가리지 않으면서 일하고 노는 경향이 있습니다. 하지만 사람은 아주 오래전부터 해가 떠 있는 시간에 활동하고, 해가 지면 쉬는 생활리듬에 익숙해져 있기 때문에 낮과 밤을 가리지 않는 생활을 하다 보면 신체 전반에 걸쳐 문제가 발생하게 됩니다. 밤에 충분히 잠을 못 자면 수면부족이 생길 수밖에 없는데, 단기간은 별문제가 없을 수도 있지만 오랜 시간 지속된다면 만성적인 피로를 가져올 수 있습니다. 게다가 노인성 치매인 사람들에 대한 연구에는 젊은 시절 불면에 시달리거나 수면이 짧은 사람들 가운데 치매 환자가 많다는 결과도 나와 있습니다.

일반적으로 바람직한 수면 시간은 하루 7~8시간 정도이고, 잠을 자기에 좋은 시간대는 오후 10시부터 오전 6시까지라고 합니다. 또 도둑이 들어와도 모를 정도로 깊게 자는 것이 좋습니다. 밤 12시부터 아침 8시까지는 이에 비해서 65퍼센트 정도의 효과밖에 없고 낮잠은 50퍼센트의 효과밖에 없다고 하니, 일찍 자고 일찍 일어나는 우리의 전통적인 생활방식(해의 주기와 함께하는)이 올바른 것이라고 할 수 있습니다.

그런데 밤부터 아침까지 충분한 시간을 자도 피로가 풀리지 않는다고 하는 분들도 있고, 평균보다 짧은 시간을 자도 몸이 개운하다고 하는 분들도 있습니다. 그 차이는 수면의 질이 다르기 때문입니다. 우리가 흔히 말하는 것처럼 '누가 떠메고 가도 모를 정도'로 깊이 잔다면 약간 시간이 부족해도 충분히 피로를 회복할 수 있습니다. 만약 평소에 불면증이나 깊은 잠을 못 자서 생활에 불편을 겪고 있다면 다음의 방법들 중에 본인에게 효과가 있는 방법을 찾아서 실천해보기를 권합니다.

- 저녁 식사는 적어도 잠들기 3시간 전에 먹어서 자는 동안 위장이 충분히 쉬도록 해줘야 한다.
- 저녁 10시 이후에는 커피나 홍차, 녹차 등 카페인이 많은 음료는 마시지 않는 것이 좋다.
- 낮 동안 있었던 일들을 머릿속에서 정리하고 비워내는 것이 좋은데, 일기를 쓰거나 가벼운 명상을 하는 것이 도움이 될 수 있다.
- 미지근한 물에 샤워를 하거나 목욕을 해서 자율신경을 안정시키는 것이 좋다. 뜨거운 목욕은 오히려 몸을 긴장시키는 역효과를 낼 수 있으므로 삼가는 것이 좋다.
- 적당한 알코올은 대뇌피질을 마비시켜 쾌면을 유도하는 효과가 있지만 습관적인 음주는 바람직하지 않다.
- 방은 쾌적해야 하고 되도록 바닥에서 잔다. 침대를 쓴다면 폭은 어깨너비의 2.5~3배가 좋고, 이불도 너무 무겁지 않아야 한다.
- 베개의 높이는 바로 누워 잔다면 목을 가볍게 받치는 정도가 좋고, 옆으로 누워 잔다면 어깨 높이만큼은 되어야 하는데, 이때 기준이 되는 것은 척추가 한쪽으로 틀어지지 않도록 하는 것이다.
- 벽지는 차분한 색이 좋고, 온도는 18~21도 정도, 습도는 40~65퍼센트를 유지해주는 것이 쾌적한 수면에 도움이 된다.
- 편안한 음악이나 마음을 가라앉히는 책도 도움이 된다.

만약 자주 깊은 잠을 못 자고 도중에 깨거나, 꿈을 자주 꾼다거나, 불면증에 시달리고 있다면 이것은 분명 마음과 몸에 긴장이 남아 있다는 신호입니다. 수면제를 먹는다든가 해서 억지로 잠들기보다는 이러한 신호가 무엇을 의미하는지 살펴보는 태도가 필요합니다.

각자의 몸속에는 건강하려고 노력하는 내면의 의사가 있습니다. 그 의사는 내가 몸과 마음을 잘못 쓰고 있을 때, 여러 가지 방법으로 신호를 보냅니다. 그런데 이러한 신호는 기분이 좋은 것보다는 아프거나 불쾌한 경우가 많지요. 사람들이 그러한 증상을 느끼고 나서야 비로소 그 부위에 관심을 기울이기 때문입니다. 따라서 이러한 신호를 느꼈다면 그간의 생활을 한 번 더 살펴보고, 문제점을 발견해서 고치는 기회로 삼아야 합니다. 스스로의 상태를 잘 파악해서 불필요한 긴장을 없애고 수면에 도움이 되는 환경을 조성하면, 행복한 잠을 잘 수 있을 것이고 매일 아침을 상쾌한 기분으로 시작할 수 있을 것입니다.

『동의보감』의 잠 잘 자는 법

『동의보감』에는 건강을 유지하기 위한 다양한 방법들이 소개되어 있습니다. 그중에는 어떻게 잠을 자는 것이 좋은지에 대한 내용들도 있습니다. 읽어보면 잠을 통해 건강을 회복하는 데 도움이 될 것입니다.

- 누울 때는 몸을 옆으로 해서 무릎을 구부리는 것이 좋은데, 이렇게 하면 심장의 기운을 북돋아준다. 깨어나면 기지개를 펴는 것이 좋은데, 이렇게 하면 정신이 흐트러지지 않는다. 몸을 쭉 반듯이 펴고 누워서 자면 귀신과 삿된 것을 부르는데, 공자가 시체처럼 자지 말라고 한 것은 바로 이것을 가리킨 것이다.
- 낮잠을 자지 않으면 기운이 소모된다. 또한 밤에 잘 때 항상 입을 다물고 자는 습관을 들여야 하는데, 입을 벌리고 자면 기운이 빠져나간다. 게다가 나쁜 기운이 입을 통해 들어가 병이 될 수도 있다.
- 잠을 잘 때 하룻밤 동안 다섯 번 정도는 자세를 바꾸는 것이 좋다.
- 밤에 편히 못 자는 이유 중 하나는 이불이 너무 두꺼운 탓에 열이 몰려서다. 이런 경우에는 빨리 이불을 걷고 땀을 닦아야 한다. 혹 이불이 너무 얇아서 추위를 느끼면 더 덮어야 한다. 이렇게 하면 편안히 잘 수 있다.
- 배가 고파서 잠이 오지 않으면 가볍게 음식을 먹는 게 좋고, 배가 불러서 잠이 오지 않으면 차를 한 잔 마시고 가볍게 걸은 후에 앉았다가 잠자리에 드는 게 좋다.
- 불을 밝게 밝힌 채 잠을 자면 정신이 불안해진다.
- 손으로 가슴을 누르고 자면 반드시 가위에 눌려서 잘 깨지 못하게 된다. 만약 어둠 속에서 다른 사람이 가위에 눌렸다면 급하게 불을 켜거나 옆에서 큰 소리로 깨워서는 안 된다. 가슴을 누르고 있는 손을 내려준 후에 천천히 불러 깨운다.

주말에는 수렵채취의 신석기인으로 돌아가보세요

많은 분들이 '주말에는 뭘 할까?'라는 고민을 합니다. 이 고민은 대부분 어떻게 하면 잘 쉴까? 잘 놀까? 하는 것이지요. 마냥 잠을 자는 분, 스포츠나 취미를 열정적으로 하는 분, 어디론가 떠나는 분 등 사람마다 그 문제에 대한 해답은 다른 것 같습니다.

저는 이 문제에 대해서 한의학적인 음양론으로 해답을 제시해볼까 합니다. 즉, 주말 동안의 활동을 통해 주중의 생활과 음양의 균형을 맞춰주는 것이지요. 만약 머리를 많이 쓰고 정신적인 스트레스가 많은 일을 하는 사람이라면 주말에는 몸을 많이 움직이고, 주중에 몸을 많이 쓰는 일을 하는 사람이라면 주말에는 머리를 쓰면서 보내는 것이지요. 머리를 쥐어짜며 일을 했다면 주말에는 먹을 것을 찾아 산과 들을 돌아다니는 신석기의 수렵채취인으로, 주중에 팔다리를 부지런히 움직이는 일을 했다면 주말에는 연구실의 학자가 되어보는 것입니다. 그리고 여기에 한 가지를 더한다면 단순한 몰입의 즐거움을 느낄 수 있으며 창조적이고 자신의 성장을 느낄 수 있는 일이 더욱 좋다는 것입니다. 먹는 음식에 있어서도 주중의 식단이 어느 한 쪽으로 치우쳤다면 주말에는 부족한 영역의 음식을 먹는 것입니다. 짜증이 왕창 나는 한 주를 보냈다면 대뇌에서 생각이란 것을 빼놓고, 아무 생각 없이 웃을 수 있는 영화나 공연을 보는 것도 좋겠지요.

저 같은 경우는 시골에 있을 때 밭을 가는 일이 참 좋았습니다. 아주 단순한 동작이면서도 하다 보면 아무 생각 없이 그 일에만 빠지게 되고, 한참 하고 나서 뒤를 돌아보면 잘 갈린 이랑이 참 유쾌하고 상쾌했습니다. 그러고 나면 밥도 달고 잠도 푹 잤지요. 요즘에는 아이와 놀아주거나 같이 산책을 하거나 자전거를 탑니다. 이 또한 머리로 집중되었던 기운을 아래로 내려주고 다시 균형 잡힌 상태로 저를 '리셋'해주는 효과가 있더군요.

사람마다 다 몸과 마음이 다르고 그 생활도 다르기 때문에 어떻게 해야 주말을 잘 보냈다며 만족감을 느낄지는 다 다를 것입니다. 하지만 주중과 주말이 시소의 양쪽처럼 조금은 다르고 새로운 영역에서 이루어진다면 전체적인 삶의 균형을 잡으면서 다른 한쪽의 삶에 새로운 영감을 불어넣을 수 있을 것입니다.

마음속에
작은 파문을 일으키세요

 이제까지 사람들이 생활을 하면서 겪게 되는 일상적인 일들을 통해 어떻게 하면 건강하게 살아갈 수 있을지를 이야기했습니다. 사람마다 생활리듬도 다르고 개인적인 취향도 제각각이기 때문에 모든 사람에게 적합한 방법이라고는 할 수 없을지도 모릅니다. 하지만 중요한 것은 기준이 될 만한 기본적인 것을 알아두고 생각날 때마다 한 번씩 시도해보는 것이라고 생각합니다. '하루건강법'을 별것 아니라고 무시하지도 마시고 귀찮다고 내팽개치지도 마시길 바랍니다.

 그래도 이것을 실천할 자신이 없다 하는 분들을 위해 정말 중요한 이야기를 한 가지 말씀드리겠습니다. 그것은 바로 마음에 관한 이야기입니다. 벌써부터 또 '모든 것은 마음먹기에 달렸다'라는 흔해빠진 이야기를 하려는구나 생각하나요? 절반은 맞았습니다. 어떤 마음으로 사는가에 따라 같은 현실도 전혀 다른 의미가 되니까요. 하지만 제가 말하려는 것은 저의 선생님이 가르쳐준 '마음공부'의 비법입니다. 이제 좀 솔깃한가요? 그것은 바로 '겸손하고 유연하게, 긍정적이고 적극적으로 그리고 남을 배려할 줄 아는 마음'입니다. 좀 풀어볼까요?

우리가 겸손해지면, 즉 나를 낮추면(under-stand) 몸과 마음에 필요 없는 힘을 뺄 수가 있습니다. 그러면 세상과 타인에 대한 태도가 유연해지지요. 물론 몸속의 순환도 부드럽게 일어납니다. 그렇게 되면 모든 일에 대해 긍정적인 마음이 일어납니다. 모든 일의 부정적인 면보다 긍정적인 면을 보게 되니 매사에 적극적으로 임하게 되지요. 그러다 보면 작은 나를 떠나서 보다 큰 자아, 즉 다른 사람에 대한 배려에 눈을 뜨게 됩니다. 물론 마음 쓰는 일이란 것이 이렇게 순차적으로만 일어나는 것은 아니지요. 순간순간 필요할 때 한 가지 마음을 지니고 있다면 앞서 말한 과정들이 함께 맞물려 작용할 것입니다. 저 또한 삶이 어렵고 지칠 때 이 주문을 외우면서 스스로를 추스르곤 합니다.

건강을 위한 12가지 처방전

앞서 이야기한 하루건강법을 어떻게 하면 좀더 쉽게 습관화할 수 있을까 고민하다 만든 내용을 말씀드립니다. 이제부터 제시하는 내용들 중에서 순서에 관계없이 한 가지 주제를 정해서 일주일간 실천해보세요. 12가지 주제를 다 따라하고 나면 뭔가 알 수 없는 자신감과 함께 좋은 습관이 내 안에 자리잡는다는 느낌을 받을 것입니다.

1   잠든 몸 깨우기

잠에서 깨어 2시간은 지나야 우리 몸의 세포들이 다 깨어난다고 합니다. 아침에 일어나 간단한 동작들을 통해 밤새 굳어 있던 몸을 깨우고 몸과의 대화를 시도해보세요. 이전보다 활기찬 하루를 보낼 수 있을 거예요.

- 아침에 눈을 뜨면 기지개를 크게 켜고, 발가락을 꼼지락꼼지락 움직여보세요.
- 잠자리에서 일어날 때 몸을 옆으로 돌려 손을 짚고 일어나보세요.
- 대야에 물을 받아 선 채로 허리를 굽혀 세수해보세요.
- 자고 일어난 이불을 밖에 가지고 나가서 먼지를 털고 잘 개어두세요.
- 15분 맨손체조와 스트레칭으로 하루를 시작하세요.

2   작지만 유용한 몸 다스리는 법

우리 몸의 모든 부분들은 서로 유기적으로 이어져 있고, 신체의 일부분은 몸 전체를 반영하고 영향을 줍니다. 세수하고 이 닦는 것과 같은 간단한 일을 통해서 몸을 다스리는 방법을 익혀보세요.

- 이를 닦을 때 잇몸도 마사지하듯 가볍게 고루 문지르세요.
- 입냄새가 걱정된다면 혀칫솔을 써보세요.
- 세수할 때는 얼굴을 세심히 고루 문지르고, 목도 꼭 씻으세요.
- 손을 씻을 때 정성스레 손목까지 손과 손가락을 고루 문질러 1분간 씻어보세요.
- 텔레비전을 보거나 책을 읽으면서 발바닥을 주물러보세요.

3   내 마음에 주는 비타민

좋은 음식을 먹어야 몸이 튼튼하듯 우리 마음에도 영양을 주어야 건강해질 수 있습니다. 자신을 격려하며 크게 웃고, 스스로를 돌아보는 시간을 가진다면 마음에 긍정의 힘이 불어넣어질 것입니다.

- 잠에서 깨어 손뼉을 힘껏 치면서 "오늘은 다 잘될 거야!" 하고 크게 말해보세요.
- 아침에 일어나 텔레비전을 켜는 대신 좋아하는 음악을 들어보세요.
- 하루에 10번쯤 고개를 들어 하늘을 보세요.
- 하루 10번쯤 크게 소리 내서 웃어보세요.
- 가끔은 오롯이 혼자 있는 자신만의 시간을 가져보세요.

4   내 안의 냇물 살리기

우리 몸의 70%를 차지하는 물. 이 물이 온몸을 순환하기에 생명이 유지됩니다. 깨끗한 물을 충분히 마시는 일은 바로 내 몸 안에 흐르는 냇물을 맑게 하는 일입니다.

- 갈증이 날 때는 음료수나 차 대신 물을 드세요.
- 오늘 하루는 커피나 녹차를 끊어보세요.
- 책상 위에 500밀리리터 정도의 개인용 물병을 준비해두세요.
- 물을 마실 때 너무 차가운 물보다는 상온의 물을 천천히 마셔보세요.
- 식후에 바로 물을 마시지 않도록 노력해보세요.

5   일터에 활력 불어넣기

인생에서 참 많은 시간을 보내게 되는 직장. 과로와 정신적인 스트레스로 자꾸만 지쳐간다면 폭발하기 전에 잠깐 숨을 돌려보세요. 다시 새로운 에너지가 충전되는 것을 느낄 수 있을 겁니다.

- 지치고 졸린 오후 새콤한 오미자차 한 잔 마셔보세요.
- 앉아서 일할 때는 허리를 곧게 펴고, 컴퓨터 모니터 높이를 눈높이에 맞추세요.
- 몸이 찌뿌드드할 때는 손가락 끝을 10초씩 꾹 눌러보세요.
- 너무 피곤할 때는 잠깐(30분 이내) 낮잠을 자도 좋습니다.
- 열 받는 일이 있을 때는 최대한 깊고 천천히 심호흡을 5번만 해보세요.

6 세상과 나를 건강하게 하는 일

현대인의 많은 병은 기름을 너무 많이 먹어서 생기고, 일정량의 붉은 고기를 생산하는 데는 그보다 훨씬 많은 곡물과 물이 소비된다고 하지요. 게다가 제철이 아닌 먹을거리의 생산에는 엄청난 에너지가 소비됩니다. 먹는 음식을 바꾸면 지구와 내가 건강해집니다.

- 붉은 고기를 먹지 않는 일주일을 보내보세요.
- 오늘 하루는 순수한 채식주의자가 되어보세요.
- 제철 과일을 찾아 먹어보세요.
- 기름에 튀기고 볶은 음식을 거절하세요.
- 식재료의 이동경로와 거리를 계산해보세요.

7 뱃속을 편하게 하는 식습관

많은 현대인이 자꾸만 재발하는 위장병으로 고생한다고 하죠. 치료도 해야겠지만 식습관을 바꾸는 일이 더 중요합니다. 작은 습관의 변화가 뱃속을 편안하게 해줍니다.

- 밥을 먹을 때는 양쪽 치아를 고루 써서 최소 10번 이상 씹고 천천히 삼키세요.
- 물이나 국에 밥을 말아 먹지 마세요.
- 식후에 5분 정도 가볍게 걸어보세요.
- 음식이 맛있어도 과식을 삼가고, 한 수저 부족하다는 느낌으로 식사하세요.
- 매일 일정한 시간에 규칙적으로 식사하도록 노력하세요.

8 내 몸을 살리는 초간단 운동법

기술의 발달로 우리가 사는 환경은 옛날과 판이하게 달라졌지만, 정작 우리의 몸은 신석기 시대의 사람들과 별반 다를 게 없다고 하네요. 더 이상 생존을 위해 달리고 걷지 않는 현대인이 이전에는 없던 병에 걸리는 것은 어쩌면 당연한 일일지도 모르겠습니다.

- 평소 자주 신는 신발 밑창을 통해 내가 어디에 힘을 주고 걷는지 살펴보세요.
- 하루 20~30분 정도 허리와 어깨를 펴고 평소보다 약간 빠르게 걸어보세요.
- 친구나 연인, 가족과 함께 대화를 나누며 걸어보세요.
- 시간이 없거나 밖에 나가기 싫다면 드라마를 보면서 실내용 자전거를 타보세요.
- 하루 팔굽혀펴기 5개, 기마자세로 서 있기 5분에 도전해보세요.

9 일상의 리모델링

우리가 매일 무심코 지나는 장소들과 습관처럼 하는 일상적인 일들을 새롭게 변화시켜보세요. 지루했던 삶이 풍요로워지고 재미있어질 것입니다. 물론 건강은 덤으로 얻겠죠?

- 집안일을 할 때 좀더 적극적으로 몸을 움직여보세요.
- 계단을 오를 때 2~3개씩 올라보세요.
- 집과 일터 가까운 곳에서 걷기 좋은 길을 찾아보세요.
- 매일 다니던 길과 조금 다른 길로 걸어보세요.
- 약속 장소를 가까운 숲이나 공원 같은 물과 나무가 있는 곳으로 정해보세요.

10 내 몸속 독소 풀어내기

현대인의 몸에는 많은 독소가 쌓이고 있습니다. 오염된 자연환경의 영향뿐만 아니라 일상생활에서도 많은 독소에 노출되고 있지요. 이러한 독소들을 몸 밖으로 배출하는 일도 건강에 중요합니다.

- 술자리를 피할 수 없다면 1차에서 끝내세요.
- 오늘 술자리를 가졌다면 최소한 이틀은 금주하세요.
- 신선한 과일과 채소를 먹고, 충분한 물을 마시도록 노력해보세요.
- 사우나보다는 직접 몸을 움직여 땀을 내세요.
- 아무런 약속도 없는 주말엔 1일 단식에 도전해보세요.

11 열심히 일한 몸 달래주기

일을 마치고 돌아오면 하루 종일 말없이 내 뜻을 열심히 따라준 자신의 몸을 정성껏 돌봐주세요. 피로와 긴장은 그날그날 바로 풀어야 쌓여서 병이 되지 않습니다.

- 퇴근 후 따뜻한 물에 발을 담그고 앉아 발가락부터 발목까지 고루 씻어보세요.
- 샤워를 할 때 온몸 구석구석을 한군데도 빠짐없이 고루 부드럽게 문지르세요.
- 욕실의 비누와 샴푸를 천연 소재로 바꿔보세요.
- 긴장과 피로가 많이 쌓인 날은 족욕이나 반신욕을 해보세요.
- 거울에 자신의 몸을 비춰보고 가만히 관찰해보세요. 당신의 몸은 균형 잡혀 있나요?

12 더 나은 내일을 위한 준비

밤은 계절로 치면 겨울과 같습니다. 겨울이 되면 만물이 활동을 쉬면서 새롭게 시작할 봄을 준비하는 것처럼, 밤은 내일을 위한 충전의 시간입니다. 깊고 편안한 잠을 통해 더 나은 내일을 준비해보세요.

- 야식은 삼가되 먹더라도 소화가 잘되는 음식을 가볍게 드세요.
- 배가 부른 채로 잠들지 않도록 하세요.
- 머릿속이 복잡한 날은 잠자기 전에 그 일들을 사실 그대로 적어보세요.
- 허리와 목이 편안하도록 수면자세에 맞는 베개를 준비하세요.
- 밤 10시~아침 6시 사이에 충분한 수면을 취하도록 노력해보세요.

4장

교양인의 건강비법, 약차

평상시에 몸과 마음의 상태에 맞는 차를 즐긴다면
건강에 많은 도움이 됩니다.
또한 약차를 즐기다 보면 자연스럽게
몸을 다스리는 요령을 배울 수도 있습니다.

내 몸을 관리하는
최고의 방법

사람은 누구나 평생 병에 걸리지 않고 건강하게 살기를 바랍니다. 하지만 우리 몸은 살아 있기 때문에 매 순간 끊임없이 변화합니다. 지금 이 순간에도 내 몸 어딘가에서는 세포가 죽고 있고 또 새롭게 생기고 있겠지요. 아마 어느 한구석에서는 우리가 그토록 두려워하는 암세포도 생겼을 것입니다. 하지만 면역체계가 정상이라면 별 문제없이 처리했겠지요. 건강이라는 것은 삶 자체가 그렇듯 굉장히 역동적이고 변화무쌍합니다. 한순간도 멈춰 있지가 않지요. 따라서 특별한 병이 없더라도 아무 이유 없이 괜히 어느 날은 좋았다가 어느 날은 아침부터 몸이 찌뿌듯할 수 있습니다. 그게 사람이지요.

그런데 이 변화의 폭이 일정 범위를 벗어나기 시작하면 이제 좀더 구체적인 불편이 느껴지기 시작합니다. 그것은 미열이 난다든지, 목이 간질간질하다든지, 머리가 좀 아프다든지, 속이 더부룩하다든지 같은 구체적인 증상일 수도 있고 때론 그냥 막연한 불쾌감일 수도 있습니다. 이러한 증상들은 뭔가 문제가 생기려고 하니까 관심을 가져달라고 몸이 보내는 신호들입니다. 바쁘다고 이러다 말겠지 하며 무시해버리면 몸과 마음이 감당할 수 있는 수준을 벗어나 본격적인 증상이 나타나서 결국 병원 신세를 지게 됩니다. 그러다가 때론 생각 밖의 진단을 받고 절망하기도 하지요. 그러므로 최선은 병에 안 걸리도록 예방하는 것이고, 차선은 기미가 보일 때 다스리는 것이며, 마지막이 치료를 잘하고 재발하지 않도록 하는 것입니다.

그런데 병에 걸리지 않아야겠다고 마음먹는다고 그냥 되지는 않습니다. 우아하게 물 위에 떠 있는 백조가 물속에서 쉼 없이 물갈퀴를 움직이는 것처럼 일상생활에서 꾸준한 노력을 해야 가능한 일입니다. 그리고 이 노력의 주체는 늘 바로 자신이 되어야 합니다. 어떤 의사가 24시간 나를 지켜볼 수 있겠어요? 내 몸을 가장 잘 아는 것은 바로 자신입니다. 의사는 내가 놓치고 있는 것을 알려주고, 방향을 제시해주며 회복할 수 있도록 도와주는 사람이지요. 따라서 앞서 이야기한 올바른 생활습관과 함께 내 습관과 몸과 마음의 특성을 파악해서 좋은 상태를 유지하고 병의 조짐이 보일 때 빨리 해결하는 것이 좋습니다.

이러한 '셀프 메디케이션(self-medication)'의 한 방법으로 '약차'가 있습니다. 평상시에 몸과 마음의 상태에 맞는 차를 즐길 수 있다면 건강에 많은 도움이 됩니다. 또한 약차를 즐기다 보면 자연스럽게 몸을 다스리는 요령을 배울 수도 있습니다. 물론 이것만으로 모든 문제를 해결할 수는 없겠지요. 정기적인 검진도 필요하고 살다 보면 병원 신세를 질 수도 있습니다. 내가 조절할 수 있는 범위를 넘어선 경우에는 그것을 잘 아는 사람의 도움을 받는 것이 합리적입니다. 하지만 자신의 몸에 대해서 좀 더 알고, 지금 무엇이 필요한지, 어떻게 해야 하는지를 알면 불안은 줄고 여유가 생깁니다. 그리고 좋은 생활습관과 약차 같은 방법들은 직접적인 효용 외에도 몸에 대한 이해와 조절 능력을 기르는 데 도움을 줍니다.

여기에 심폐소생술 같은 응급 상황에 대한 대처법을 더한다면 금상첨화이겠지요. 저는 스스로를 교양인이라고 생각하는 사람이라면 건강에 관해 최소한 이 정도는 알아야 한다고 생각합니다. 보르도 와인과 부르고뉴 와인을 구별하고 블루마운틴과 코나의 맛을 아는 것만이 교양은 아니지요. 그런 사람이 생활인으로서 내 몸 관리하는 요령도 모른다면 말이 안 됩니다. 그런 것은 반쪽짜리 교양이지요. 저는 생활지(生活智)로서의 약차 문화가 우리 삶과 우리가 사는 세상을 좀더 건강하게 해줄 것이라고 생각합니다.

이 차에 담긴
뜻을 아시나요?

현재도 의료 문제 때문에 많은 고민을 하고 있지만, 이 문제는 어제오늘의 일이 아닙니다. 보건의료의 문제는 곧 그 나라 국민의 건강 수준과 연결되고, 이것은 가장 기본적인 권리인 행복추구권과도 직결되는 것이니까요. 과거의 왕들은 어떻게 하면 국민들이 건강해질 것인가에 대해서 많은 고민을 해왔습니다. 특히 지금보다 공공위생이 발달하지 않고, 영양 수준이 좋지 않았던 과거에는 전염병이나 흉년 때문에 많은 사람들이 사망했는데, 이것은 곧바로 국력의 약화와 연결되었습니다. 즉, 국민의 건강은 국가의 존폐와도 연결되는 중요한 문제였습니다.

　조선시대에 들어서면서 많은 왕들이 일종의 국책사업으로 의서를 편찬하고 보급한 것도 비슷한 이유에서였습니다. 특히 병을 고치는 데 필요한 약재들 중에는 우리나라에서 구하기가 힘든 것들이 많았기 때문에 이 땅에서 나는 향약을 이용해서 국민들의 질병을 치료하려고 많은 노력을 기울였습니다. 세종 시대에 편찬된 『향약집성방』과 허준의 『동의보감』에서 향약을 중요하게 다룬 것도 이러한 이유입니다. "우리 땅에서 쉽게 구할 수 있는 약재들을 이용해서 병을 치료하고, 국민들의 건강을 증진시켜 나아가 국력도 신장시킨다." 세계기록유산으로까지 등재된 『동의보감』의 이면에는 이 같은 철저한 실용주의가 숨어 있습니다.

이러한 노력은 조선 말기 일본에 의해 나라가 병합될 위기에 처했을 때 고종이 내관에게 내린 밀명에서도 나타납니다(좀더 자세한 내용이 궁금한 분들은 『왕실양명술』을 참고해주세요). 어느 날 고종은 평소 의술에 밝았던 낭청 이제우를 은밀히 부릅니다. 그리고 국민이 건강하게 살아야 국권 회복을 기약할 수 있다는 생각을 전하면서 일종의 국책보건사업으로 조선의 풀과 나무를 이용한 약차를 보급하라고 지시하지요. 이재우는 이 밀명을 충실히 수행하지만 결국 조선은 일본에 병합되고 기약할 수 없는 고난의 시기가 시작됩니다. 그리고 약차의 보급이란 프로젝트도 커다란 흐름에 휩쓸려 빛을 잃고 말지요.

이 일화를 읽고 나니 우리 전통의 약차 문화를 되살리고 현대에 맞게 재해석해서 이용하는 것이 작게는 개인의 건강을 이롭게 하고, 크게는 국민 전체의 건강, 나아가 나라의 체력을 기르는 일과 연결되겠다고 생각했습니다. 또한 커피와 녹차 일색의 차 문화를 다양화하고 약차를 통해 우리 전통문화의 우수성을 세계에 알릴 수도 있을 것입니다. 한중일 삼국 중에서 중국과 일본에 비해 한국의 차 문화 하면 막상 뭔가 떠오르는 것이 없는데, 실용적인 약차가 우리 차 문화의 한 가지 전통이 될 수 있다고 생각합니다.

차 한잔 마시자고 하면서 이야기가 너무 거창해졌나요? 하지만 저는 일상에서 먹고 마시는 음식과 차 그리고 술에는 한 나라의 문화가 가장 잘 담겨 있다고 생각합니다. 또한 그 문화 속에는 오랜 시간 동안 이 땅에 살고 있는 사람들에게 적합하고 필요한 지혜들(건강을 포함한)이 녹아 있습니다. 그런데 지금의 현실은 여기에서 너무나 멀어져 있습니다. 물론 '우리 것이 최고!'라는 말을 하는 것은 아닙니다. 다만 우리나라 사람들에게 꼭 필요한 고유의 식문화가 사라지는 것이 안타깝습니다. 다행히 최근 들어 식문화에 관심을 갖는 분들이 많아져서 희망을 갖고 있습니다.

지금까지 한 이야기가 너무 무겁다 하는 분들은 그냥 약차 한잔에 이런 숨겨진 이야기도 있다는 정도만 알아두면 좋을 것 같습니다. 기억하고 있으면 언제고 약차를 마시면서 '너, 이 한 잔에 담긴 뜻을 알아?'라며 멋스런 질문을 던질 수도 있고 말이죠. 그러면 이제부터 좀더 실용적이고 현실적인 이야기들을 하겠습니다.

전통 약차를
편하고 모던하게 즐기는 법

앞서 좀 거창한 이야기를 했지만 약차를 마신다는 것은 특별한 일이 아닙니다. '나한테 필요한 약재를 선택, 뜨거운 물에 우려서 마신다.' 이게 그 핵심이지요. 너무 무성의한가요? 그럼 좀더 자세히 설명해보겠습니다. 기본적으로 약차를 우려서 마시는 방법은 다른 차를 마시는 것과 크게 다르지 않습니다. 자신의 기호나 몸 상태에 맞는 약재를 선택하고, 상황에 따라 연하게 혹은 진하게 우려서 마시면 됩니다.

우선 선택한 약재를 뜨거운 물에 잠시 담갔다가 물을 버립니다. 이렇게 하면 혹시 약재에 남아 있을지 모를 잡물을 제거할 수 있고, 약재가 물을 흡수해서 차가 더 잘 우러나지요. 또한 차를 우릴 용기를 미리 따뜻하게 데우는 효과도 있습니다. 그다음에는 200밀리리터 정도의 물을 붓고 3~5분 정도 우려서 마십니다. 보통 이런 방식으로 2~3회 정도 재활용해서 마십니다. 그 이상 반복해서 우려내면 맛이 텁텁해지거나 무거워지므로 이 정도에서 그치는 것이 좋습니다. 그리고 차를 마시는 횟수는 다른 차와 마찬가지로 하루 2~3회 정도면 충분합니다. 생활하면서 변화하는 내 몸의 상태에 맞는 차를 오전, 오후 그리고 저녁에 한 번 정도 마시는 것이지요.

물 온도는 보통 우리가 차를 마실 때 쓰는 80~90도 정도면 적당합니다. 뜨거운 물로 우리는 만큼 차를 우리는 용기나 컵은 내열유리나 도자기로 된 것을 선택하는 편이 좋습니다. 우려낸 차에는 기호에 따라 꿀 등을 첨가해서 마시면 약재 특유의 맛과 향 때문에 약차를 꺼리는 분들도 쉽게 마실 수 있는데, 처음에는 연하게 우려서 마셔보고 익숙해지면 진하게 마시는 것이 좋습니다. 특유의 맛과 향 때문에 한약을 싫어하던 분들도 약차는 맛이 깔끔하다고 하는 경우가 많습니다. 한약재에 대한 막연한 거부감을 버리고 과감히 도전해보길 권합니다.

만약 약재를 직접 넣고 우리는 것이 불편하다면 티백을 만들어서 이용하는 것도 좋습니다. 마트에 가면 일회용 '다시백'을 판매하고 있는데요. 적당한 크기(보통 小 사이즈)의 다시백에 약재를 넣어 티백을 만들어두면 집, 직장 혹은 외출해서도 손쉽게 약차를 즐길 수 있습니다. 또 한 가지 팁을 드리자면 차를 우리고 난 약재나 티백을 모아 두었다가(바로 쓰지 않는다면 햇볕에 말리는 것이 좋습니다) 목욕물에 넣어 약욕을 즐길 수도 있습니다. 화분흙을 만드는 데 섞어서 쓸 수도 있고요. 이제 기본 학습은 끝났습니다. 이제부터 좀더 자세히 약차 우리기에 대해서 알아보겠습니다.

약차, 이렇게 우려보세요

산뜻한 게 좋아요

끓인 물 약 200밀리리터 정도에 약재 1회분을 3~5분 정도 담갔다 마십니다.

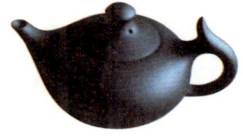

진한 게 좋아요

마찬가지 방식이지만 약재를 적어도 15분 정도 담가두었다가 걸러 마십니다.

약처럼 마실래요

물 500밀리리터 정도를 끓이고, 1회분의 약재를 넣은 다음, 약한 불에 20~30분 정도 끓여서 걸러 마십니다.

차를 오래 우릴수록 맛이 진해지고 약효가 강해집니다. 평상시라면 가볍게 우리고, 몸 상태나 기호에 따라 좀더 진한 맛이나 강한 효과가 필요할 때는 그에 맞는 방식을 선택하면 됩니다.

만약 이러한 기본적인 방식이 식상하거나 재미가 없다고 느끼는 분들이 있다면 약차를 즐기는 조금 색다른 방법도 있습니다. 저도 심심할 때 한 번씩 이용하는 방법인데요, 커피를 추출하는 방식을 응용하는 것입니다. 차의 내용물은 동양의 약재이고 그 방식은 서양식이니 이른바 차 문화의 '동도서기(東道西器)'라고 생각합니다.

먼저 드립 세트를 이용할 수 있습니다. 커피 가루 대신 약재 가루를 넣는다는 것 외에는 방법이 동일합니다. 구수한 맛을 원한다면 원두를 로스팅하듯이 약재를 살짝 볶아서 쓸 수도 있지요. 차의 진함은 약재의 양이나 붓는 물의 양을 통해서 조절할 수 있고, 너무 진하면 추출이 끝난 후 뜨거운 물을 부어서 마셔도 됩니다. 차의 온도를 유지하려면 내리기 전에 물을 받는 용기를 뜨겁게 데우는 것이 좋습니다. 요즘은 드립 세트도 다양하고, 이러한 원리를 이용하면 자신만의 '약차 드립 세트'를 만들 수 있습니다. 제 주위의 한 분도 옹기로 자신만의 드립 세트를 만들어 이용하고 있습니다.

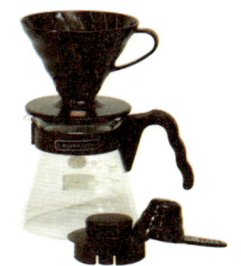

다음은 이탈리아에서 날아온 모카포트입니다. 이탈리아에는 집집마다 이거 하나씩은 다 가지고 있다고 하더군요. 요즘에는 에스프레소 머신을 이용하는 사람들도 늘고 있지만 비용이나 여러 면에서 약차를 마실 때는 이 모카포트를 이용하는 게 좋습니다. 방식은 에스프레소를 추출할 때와 동일한데, 추출된 약차가 진하기 때문에 기호에 따라 뜨거운 물을 섞어서 마셔도 좋습니다. 드립 방식으로 내릴 때보다는 약재를 곱게 갈아서 추출하는 것이 좋고, 화력을 강하지 않아야 증기가 약재 가루 사이로 충분히 들어가서 추출이 잘됩니다.

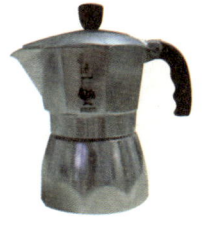

이러한 방법들을 소개하는 것은 약차를 '옛것' '고루한 것' '늙은 것'으로 받아들이지 않았으면 하는 생각 때문입니다. 우리의 많은 전통문화가 일상과는 동떨어진 특별한 것으로 여겨져 그 생명력을 잃어가는 분위기가 속상하기 때문이기도 하고요. 흔히 동양의 차 문화, 하면 도자기로 된 다기와 엄격한 분위기를 떠올리기 쉽습니다. 하지만 한중일 삼국 중에서도 형식보다 실용을 중시하는 우리 문화의 특징을 생각한다면, 생활에서 간단하고 편하게 그리고 각자 개성에 맞게 약차를 이용하는 것이 우리에게 맞는 방식이지 않나 하는 생각이 듭니다. 문화는 박물관이 아니라 지금 여기서 향유될 때 생명력을 갖게 되지요. 자신의 몸 상태와 취향에 맞는 약차를 즐기는 문화가 지금 세대에서 현실에 맞게 새로운 모습으로 태어난다면 더욱 문화가 풍요로운 나라로 한걸음 더 가까워질지도 모릅니다.

골라 마시는 재미가 있는
약차

우리 몸과 마음의 움직임에 가만히 귀를 기울이고 있으면 순간순간 참 많이도 움직이고 있다는 사실을 알 수 있습니다. 살아 있으니까 당연한 것이겠지만, 스스로 생각해도 참 변덕스럽다고 느껴질 때가 있습니다. 어느 날은 괜히 피곤하기도 하고, 기분이 우울하기도 하고, 옆에서 스트레스를 주는 사람이 있으면 두통은 물론 먹던 밥이 체하기도 합니다. 이럴 때 나에게 맞는 약차 한 잔을 골라 마실 수 있다면? 이거 제법 괜찮겠지요? 일상 속에서 빠지기 쉬운 함정에 대비해 약재들을 준비해두고 때에 맞게 골라서 차로 마실 수 있다면 하루하루의 생활이 좀더 부드러워질 것입니다.

약차 음용시 조심하세요!

1 혈압이 높거나, 인삼을 복용했을 때 불편함을 느꼈던 분들은 인삼 대신 사삼이나 홍삼을 이용하세요.
2 평소 몸이 잘 붓는 분들은 감초가 들어간 차에서 감초의 양을 줄이거나 빼는 것이 좋습니다.
3 평소에 특정한 질환을 앓고 있거나 임신 또는 임신했을 가능성이 있는 분들은 주치의와 상담한 후에 약차를 마셔야 합니다.
4 한 가지 약차만을 고집해서 마시는 것보다는 여러 약차를 돌아가며 마시는 것이 좋습니다. 이렇게 하면 몸 상태와 약재의 성질에 대해 자연스럽게 알게 되어 건강의 유지와 효율적인 약차의 이용에 모두 도움이 되지요.
5 약차를 마시면서 불편한 점이 있다면 일단 약재의 양을 줄이거나 추출 시간을 줄여서 연하게 마셔보세요. 그래도 문제가 있다면 주치의와 상담해야 합니다.
6 약차를 마시니 커피나 녹차 같은 차를 마시면 안 된다는 또 다른 고정관념에 사로잡히면 안 됩니다. 커피, 녹차, 허브티도 약차의 범위에서 함께 즐기세요.
7 약차는 질병을 치료하기 위한 약이 아니라 건강을 관리하고 병을 예방하기 위한 것입니다. 치료가 필요할 때는 적절한 치료를 받는 것이 우선이라는 점, 잊지 마세요.

우리 가족 약차

만인은 근본적으로 평등하지만 사람은 저마다 다른 개성을 지니고 있습니다. 특히 남자와 여자 그리고 노인과 아이는 그 생리적인 특성에 있어서 여러 가지 다른 점이 있는데요. 이것은 차별이 아니라 다름을 인정하는 것이지요. 특별히 건강에 문제가 없다면 이 분류에 맞춰서 차를 마시는 것이 좋습니다. 온 가족이 모여 앉아서 서로 자기에게 맞는 차를 우려마시는 모습. 저는 상상만 해도 흐뭇합니다.

남자들을 위한 기본 약차 인삼 4그램 + 복령 4그램

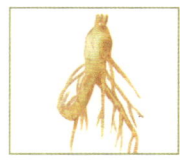
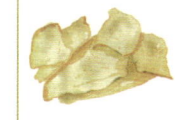

한의학에서는 그 음양의 속성상 남자는 '기(氣)'가 허해지기 쉽고, 여자는 '혈(血)'이 허해지기 쉽다고 봅니다. 실제로 임상에서도 남자는 기를 먼저 살피고, 여자는 혈을 먼저 살펴서 부족한 것을 보충해주지요. 이 약차는 한약재 중 기를 보하는 대표적인 약재인 인삼과 체액의 순환을 돕고 정신을 안정시키는 복령으로 구성됩니다. 인삼으로 허해진 기를 보충하면서 정신적인 피로가 많은 현대인에게 필요한 복령을 배합해서 기운을 북돋고 정신을 안정시키는 효과를 거둘 수 있습니다. 남성을 위한 가장 기본적인 약차입니다.

원기와 정력을 위한 약차 구기자 4그램 + 오미자 4그램

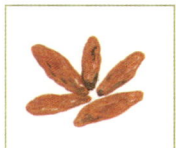
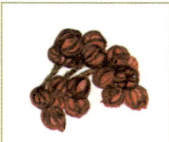

우리가 흔히 정력이라고 표현하는 것은 인체의 가장 기본적인 생명력을 의미합니다. 한의학에서는 신장과 간장의 기운을 보해서 근원적인 기운을 보충합니다. 여기에는 구기자와 오미자가 도움이 됩니다. 청년보다는 중장년층에 더 적합하지만, 신체나이가 이미 중년에 들어선 많은 청년에게도 좋습니다. 최근에는 환경호르몬 등의 영향으로 남성의 정자 수와 그 운동성이 떨어졌다는 보고가 있습니다. 이런 경우라면 복분자와 산수유를 각각 4그램 정도 더하는 것이 좋습니다.

아빠와 아들을 위한 약차 황기 4그램 + 인삼 4그램 + 감초 2그램

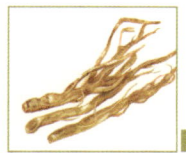
황기
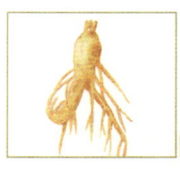
인삼
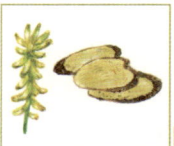
감초

최근에는 신체와 정신의 과로 때문에 만성적인 피로에 시달리는 분들이 참 많습니다. 황기와 인삼은 기를 보충하는 작용을 하는데, 인삼에 황기를 배합하면 기를 보충하면서 아래로 처진 기운을 위로 올려주는 효과가 있습니다. 따라서 만성적인 피로 때문에 처진 몸의 기능이 올라가는 효과를 기대할 수 있습니다. 감초는 약재를 조화시키고, 단맛이 속을 편하게 해서 몸을 이완시켜줍니다. 남성을 위한 약차로 소개하지만 여성들이 마셔도 괜찮습니다.

여자를 위한 기본 약차 당귀 4그램 + 천궁 4그램

당귀
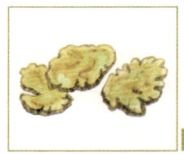
천궁

한의학에서 보는 여성은 남성과 비교해서 음(陰)에 속하는 성질을 가지고 있습니다. 이러한 음의 성질을 가진 여성은 체액의 순환이 정체되며 혈이 부족하고 그 순환이 정체되어 생기는 병에 많이 걸립니다. 당귀와 천궁은 혈을 보하고 순환을 좋게 합니다. 또한 이러한 작용은 골반 내 혈액순환을 좋게 해서 생리통의 개선에도 도움이 됩니다. 여성을 위한 기본적인 약차입니다.

젊은 여성의 혈액순환을 위한 약차 작약 4그램 + 당귀 4그램 + 복령 4그램

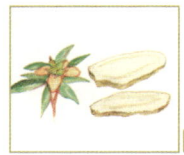
작약
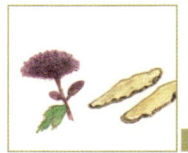
당귀
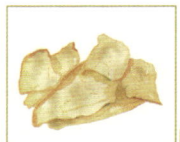
복령

20~30대 젊은 여성의 경우 생리통이 있으면서 잘 붓고, 손발이 차며, 안색이 창백한 경우가 많습니다. 창백한 얼굴이 아름다울 수도 있지만 빈혈기가 있어서 어지러울 정도면 일상에 불

편함이 생깁니다. 이러한 증상들은 주로 영양의 섭취가 부실하고 하복부의 체액순환이 정체되어 생깁니다. 작약과 당귀를 이용하면 체액의 흐름이 원활해지고, 복령으로 정체된 체액의 배설을 도울 수 있습니다.

화병을 다스리기 위한 약차 시호 4그램 + 작약 4그램 + 복령 4그램

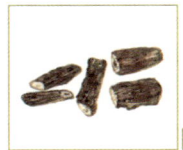

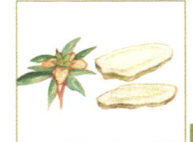

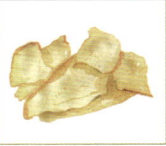

정신적인 스트레스가 많은 현대인, 특히 여성 중에는 갑자기 열이 올랐다가 식고 가슴이 두근거리며, 잠을 잘 이루지 못하고 매사에 예민하게 반응하는 경우가 많습니다. 이러한 증후들은 갱년기에 잘 나타나지만, 흔히 '화병'이라고 부르는 병에서도 이런 증상이 나타납니다. 주로 과도한 정신적 스트레스로 자율신경의 균형이 깨졌기 때문이지요. 한의학은 이런 증상을 간과 연관시켜 봅니다. 시호는 간의 기운을 소통시켜주고, 작약은 그 성질이 차가우면서도 울체(鬱滯)된 혈액의 흐름을 원활하게 해줍니다. 그리고 복령은 정신을 안정시키고 체액의 흐름을 원활하게 해주지요. 이 조합은 울체된 기운을 풀어주고, 혈의 순환을 안정시키며 정신을 평안하게 하는 효과가 있습니다. 만약 '화(火)'의 증상이 심하면 치자를 2그램 정도 더해줍니다. 신경이 과민한 여성과 갱년기 여성을 위한 약차입니다.

위가 약한 아이를 위한 약차 백출 4그램 + 후박 2그램 + 감초 2그램

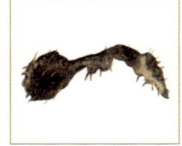

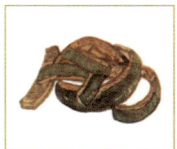
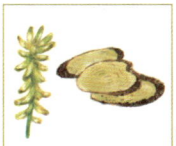

요즘에는 좋지 않은 음식의 섭취, 폭식, 불규칙적인 식사 때문에 위장 기능이 허약해진 아이들이 많습니다. 백출과 후박은 위장 기능을 정상화하고, 감초는 약들을 조화시키는 한편 단맛으로 위장을 안정시키는 작용을 합니다. 소화기가 약하고, 배가 자주 아프다고 하거나 군것질을 좋아하는 아이들을 위한 약차입니다.

신경질적인 아이를 위한 약차 작약 4그램 + 감초 2그램

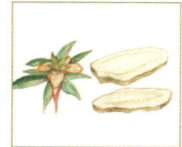
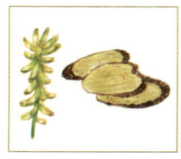

자주 배가 아프다고 하고, 예민한 아이들의 배를 보면 근육이 단단하게 긴장되어 있는 경우가 많습니다. 예민하거나 신경질적인 아이들에게서 자주 나타나는 증상인데요. 이러한 아이들은 뭔가 자기가 싫은 일을 당하면 꾀병처럼 배가 아프다고 하지요. 작약과 감초는 이런 아이들의 과도한 긴장을 풀어줍니다. 긴장성으로 배가 잘 아프고 예민한 아이들을 위한 약차입니다

할아버지, 할머니를 위한 약차 인삼 4그램 + 복령 4그램 + 당귀 4그램 + 감초 2그램

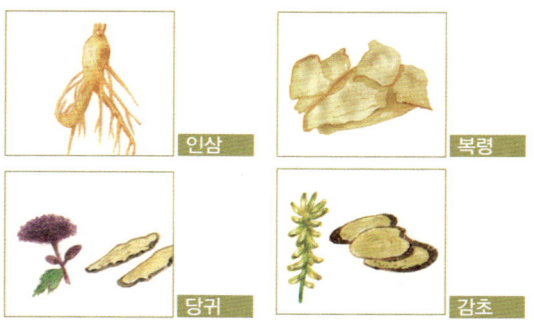

노년기가 되면 인체의 전반적인 기능이 저하되기 때문에 부족한 기혈을 보충하는 것이 중요해집니다. 하지만 음식을 처리하는 장부의 기능 또한 약해지므로 먹는 음식도 진하고 자극적인 것보다는 담백한 것이 좋고, 약을 먹을 때도 순하고 부드러운 것이 좋습니다. 어르신들을 위한 약차는 몸을 순하게 보호하고, 편안하게 하는 것을 목적으로 합니다. 인삼과 당귀는 기혈을 가볍게 보충해주고, 복령은 체액의 순환을 도우며 정신적인 안정에도 도움이 됩니다. 감초는 약을 조화시키고, 소화기의 활동을 돕지요. 전체적으로 평안하게 기혈을 보충해주기 때문에 노년기에 남녀 불문하고 유용한 약차입니다.

내 몸에 딱 맞는 체형별 약차

상담을 하면 자기는 얼마 먹지도 않는데 살이 찐다며 다이어트에 도움이 되는 약을 찾는 분이 있는가 하면 어떤 분은 아무리 먹어도 살이 안 찐다며 평생 살이 쪄보는 게 소원이라고 하는 분도 있습니다. 몸속에서 일어나는 대사작용이 얼마나 활발한가에 따른 차이라고 생각됩니다. 하지만 살이 찌는 분들은 알고 보면 대부분 알게 모르게 뭔가를 많이 먹는 경우가 많고, 마른 분들은 제법 까칠하거나 잘못된 섭생으로 위장을 버린 경우가 많습니다. 그러니 자신은 정말 아무런 문제가 없는지 한 번쯤 점검해볼 필요가 있습니다. 지금부터 소개하는 것은 이런 분들을 위한 약차입니다.

물만 먹어도 잘 붓고 살이 찌는 분들을 위한 약차
의이인 4그램 + 창출 4그램 + 진피 4그램 + 복령 4그램

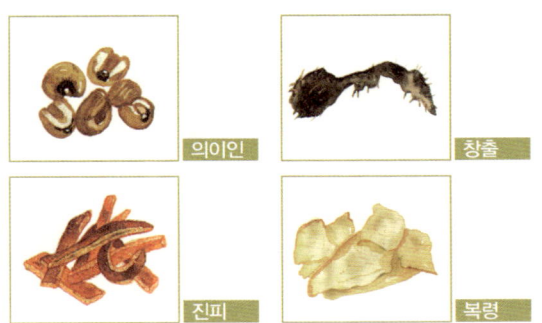

살이 찐 사람들의 특성은 기의 흐름이 정체되어 몸속 체액의 순환이 정체되고 노폐물이 쌓여 있다는 것입니다. 의이인과 창출은 위장 기능을 좋게 해서 몸속 노폐물의 배출을 돕고, 진피는 기의 흐름을 활발하게 하며, 복령은 정체된 체액의 순환과 배설을 좋게 합니다. 이 차는 전체적으로 정체된 체액의 흐름을 개선시키고, 불필요한 노폐물이 배출되게 도와줍니다.

잘 먹어도 몸이 마른 분들을 위한 약차

산약 4그램 + 당귀 4그램 + 백출 4그램 + 치자 2그램

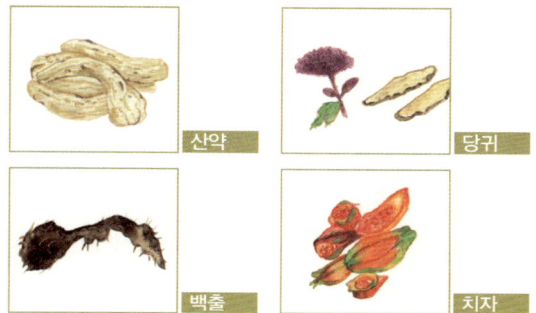

마른 사람들의 특성은 전반적으로 몸에 화가 많고, 이로 인해 진액이 부족해지기 쉽다는 것입니다. 때로는 과민해서 위장이 나빠진 경우도 있지요. 당귀는 부족한 진액을 보충해주고, 백출은 위장을 좋게 해주며 산약에는 두 가지 효과가 다 있습니다. 치자는 몸의 과한 열을 식혀주지요. 이 차는 진액과 혈을 보충해주고 위장을 건강하게 하면서 불필요한 열을 식혀주기 때문에 마른 사람에게 적당합니다. 만약 본인이 열은 없다고 느낀다면 치자를 빼도 됩니다. 하지만 만성적인 질환도 체중 감소의 원인이 될 수 있으므로 이유도 없이 지치고 살이 계속 빠진다면 이 부분을 확인해볼 필요가 있습니다.

철든 사람이 찾아 마시는 사계절 약차

한의학에서는 우리 몸을 순환하는 기운의 움직임이 우리의 생활리듬과 동일하다고 봅니다. 태양과 함께 기운의 활동이 시작되어 낮 동안 가장 활발하고, 저녁이 되면 안으로 수렴되기 시작해서 밤이 되면 몸 안에서 순환하며 내일을 위한 휴식을 취하는 것이지요.

1년 동안 우리 몸에 일어나는 기운의 움직임도 마찬가지입니다. 만물이 소생하는 봄이 되면 기운이 땅으로부터 올라오기 시작해서, 여름에 가장 활발한 활동을 합니다. 그리고 가을이 되면 하늘에서부터 내려오기 시작해 겨울이 되면 그 활동을 쉬면서 다음 해를 위한 휴식과 준비를 하게 됩니다.

사람도 자연의 일부이므로 이러한 흐름에 맞게 생활하면 건강하고, 그렇지 않으면 병에 걸리기 쉽습니다. 또한 계절에 따른 기운의 흐름은 몸속 장부와도 관계가 있는데요. 봄은 간, 여름은 심장, 가을은 폐, 겨울은 신장과 관련이 있습니다. 계절별 약차는 계절의 기운에 순응하고 그와 관련된 장부를 활발하게 하는 데 도움이 됩니다.

봄, 잠들었던 기운을 깨우는 약차 천궁 4그램 + 방풍 2그램

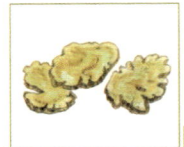

천궁

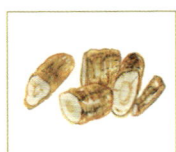
방풍

봄이 되면 모든 생명체는 새로운 활동을 시작합니다. 봄에 바람이 많이 부는 이유가 겨우내 잠들어 있던 생명체를 깨우고 그 활동의 시작을 도와주기 위해서라는 말도 있지요. 천궁과 방

풍은 기운이 막힘없이 온몸에 잘 흐르도록 하여 겨우내 웅크리고 있던 몸이 활발한 활동을 시작하는 데 도움을 줍니다.

여름, 내 몸을 식혀주는 차 작약 4그램 + 황금 2그램

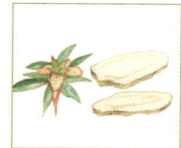
작약

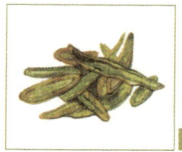
황금

여름은 생명 활동이 왕성한 반면 온도와 습도가 높아 땀으로 인한 진액의 손실이 많고 몸이 상하기 쉬운 계절입니다. 날이 너무 더우면 숨도 차고 만사가 귀찮아지지요. 이럴 때 작약과 황금은 진액을 보충해주고 열을 식혀서 더위를 나는 데 도움이 됩니다. 이제부터는 여름에 얼음물 대신 따뜻한 작약황금차를 마셔보세요.

여름, 배탈 난 속을 달래는 차 곽향 4그램 + 진피 4그램

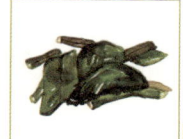
곽향

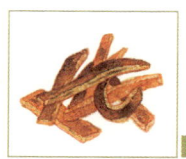
진피

여름에 겪기 쉬운 문제 중의 하나가 음식을 먹고 위장에 탈이 나는 것입니다. 곽향과 진피는 차가운 음료나 잘못된 섭생으로 인해 고장 난 위장 기능을 정상화해서 건강한 여름을 나는 데 도움을 줍니다. 평소 위장이 약한 분은 여름이 아니라도 즐겨 마시면 좋습니다.

여름, 더위를 이기는 데 필수인 차 맥문동 4그램 + 인삼 2그램 + 오미자 2그램

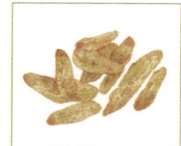
맥문동

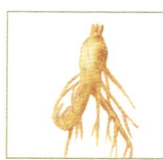
인삼

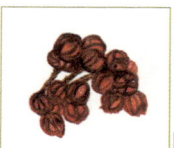
오미자

여름철 부족해지기 쉬운 진액을 보충해주고, 늘어진 몸의 기운을 정상화하는 데 도움이 되는 차로, 처방의 이름도 생맥산(生脈散)입니다. 이 차는 많이 들어봤을 것입니다. 더운 여름에는 맥이 풀려서 몸이 늘어지고 무기력해지는 데 맥문동과 인삼, 오미자는 부족한 기운과 진액을 보충해주고, 늘어진 맥을 회복시켜 축 처진 우리 몸에 새로운 활력을 불어넣습니다. 오미자의 신맛이 힘든 분들은 꿀을 조금 넣어서 즐기면 맛과 효과가 더 좋아집니다. 처지는 느낌이 심하다면 황기를 4그램가량 더해도 되고, 인삼이 맞지 않는다면 대신 황기를 넣어도 좋습니다.

여름, 냉방병 예방을 위한 차 백출 4그램 + 건강 4그램

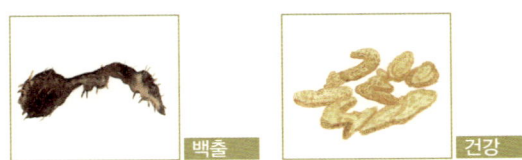

여름에는 아무래도 차가운 과일이나 물 그리고 음료수를 많이 마시게 됩니다. 하지만 바깥은 더울지 몰라도 상대적으로 몸속은 차가운 여름에 자꾸만 찬 것을 먹으면 결국 속이 차가워져서 배가 살살 아프거나 설사를 하게 됩니다. 백출과 건강은 위장 기능을 정상화해서 차가워진 속을 따뜻하게 만드는 데 도움이 됩니다. 또한 냉방이 너무 잘된 곳에서 장시간 근무하는 분들이 마시면 냉기에 의해 몸이 상하는 것을 막을 수 있습니다.

가을, 건조한 공기로부터 지켜주는 차 당귀 4그램 + 천문동 2그램

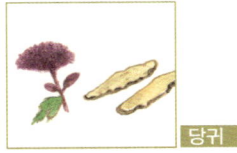 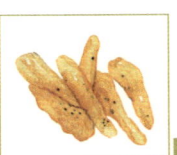

가을이 되면 날씨가 점점 서늘해지고 대자연의 기운은 수렴되기 시작해 과일과 곡식의 열매가 영글어갑니다. 또한 여름철 습했던 공기가 날이 갈수록 점점 건조해지죠. 당귀와 천문동은 이러한 가을의 기운을 도와 우리 몸의 기운을 안으로 거두고, 폐를 촉촉하게 해주어 건조한 공기 때문에 몸이 상하는 것을 막아줍니다.

겨울, 몸을 따뜻하게 보해주는 차 숙지황 4그램 + 육계 2그램

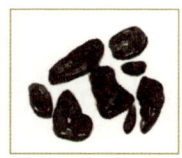 숙지황 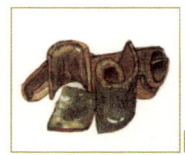 육계

겨울은 만물이 활동을 쉬고 재충전을 하는 시기로 날씨가 매우 춥습니다. 숙지황과 육계는 근원적인 생명의 기운을 담당하는 신장을 보하고, 찬 기운에 의해 몸이 상하는 것을 막아줍니다. 속을 보하고 몸을 따뜻하게 해주기 때문에 감기 예방에도 좋습니다.

시시때때로 즐기는 일상다반사 약차

이제 어느새 약차 레시피의 마지막 부분에 왔습니다. 어쩌면 지금부터 소개할 약차들이 가장 효용이 많을지도 모르겠습니다. 바로 일상에서 자주 겪는 문제들을 해결하는 데 도움이 되는 차들이니까요. 물론 우리가 살면서 부딪치는 문제는 여기서 다루는 것보다 훨씬 다양합니다. 하지만 이 약차들을 잘 이해한다면 어느새 다른 상황에 응용하고 있는 자신을 발견하게 될 것입니다. 지금 소개하는 내용들을 알아두면 단순히 자신의 문제를 해결하는 것뿐만 아니라 스스로 생각해서 자신의 신체를 조절하는 능력을 기르는 데도 도움이 됩니다.

지친 몸에 활력을 불어넣는 약차 맥문동 4그램 + 인삼 2그램 + 오미자 2그램

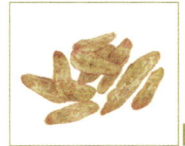 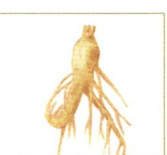 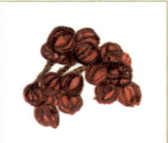

여름 약차로 나왔던 생맥산이 다시 등장했습니다. 인삼, 맥문동, 오미자는 우리 몸에 부족해진 기혈을 보충해주고 축 처진 몸에 새로운 활력을 불어넣습니다. 열심히 일하다가 몸에 맥이 탁 풀리는 나른한 오후에 커피 대신 이용해보세요. 아마 기운이 팍팍 나실 겁니다.

마음을 편하게 해주는 약차 향부자 4그램+ 복령 4그램 + 감초 2그램

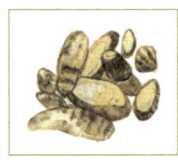 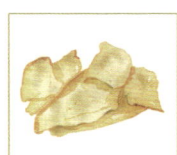 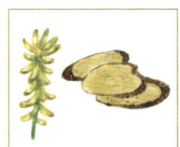

한의학에서는 감정 상태에 따라 몸속 기운의 흐름이 달라진다고 봅니다. 이 말은 역으로 기운

의 흐름이 바뀌면 감정 상태가 변한다는 말이기도 하지요. 향부자와 복령은 감정에 의해 막히고 정체된 기의 흐름을 원활하게 해주고, 감초의 단맛은 과도한 긴장을 풀어주는 동시에 약들을 조화시켜주는 효과가 있습니다. 이를 통해 기의 흐름에 막힘이 없어지면 마음도 조금 편안해지지요. 만약 열 받는 일이 있다면 감국 몇 송이나 치자 한 조각을 넣어주면 좋습니다.

기억력을 좋게 해주는 약차 복령 4그램 + 석창포 2그램

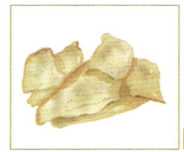
복령

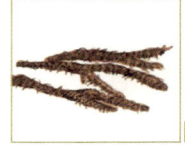
석창포

생각과 근심이 너무 많거나, 너무 피곤하면, 체내 기혈의 순환이 막혀서 건망증이 쉽게 생긴다고 합니다. 복령과 석창포는 심장을 안정시키고 기의 소통을 도와줘서 정신을 맑게 해줍니다. 자꾸 깜빡깜빡하는 분들이나 많은 것을 암기해야 하는 수험생들에게도 유용한 약차지요. 꿀을 조금 넣어 마셔도 여러모로 좋습니다. 하지만 자꾸 뭔가를 잊는다는 것은 몸도 마음도 지쳤다는 신호일 수 있으니 조금만 더 여유 있는 생활을 해보세요.

잠 못 드는 밤을 위한 약차 산조인 4그램 + 복령 4그램

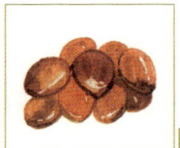
산조인

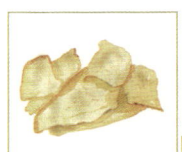
복령

한의학에서는 많은 정신 활동을 심장과 연관시켜서 봅니다. 실제 현대의학도 최근에 들어서는 두뇌 활동과 심장의 연관성에 대해 주목하고 있다고 합니다. 산조인과 복령은 심장을 편안하게 해주고 과민해진 정신을 안정시켜 잠을 푹 잘 수 있도록 도와줍니다. 멧대추씨인 산조인은 볶아서 써야 불면증에 효과가 있으므로 차로 마실 때도 꼭 볶은 것을 구해서 쓰는 것이 좋습니다.

체지방을 줄이는 데 좋은 약차
산사 4그램 + 창출 4그램 + 진피 4그램 + 양파껍질 2그램

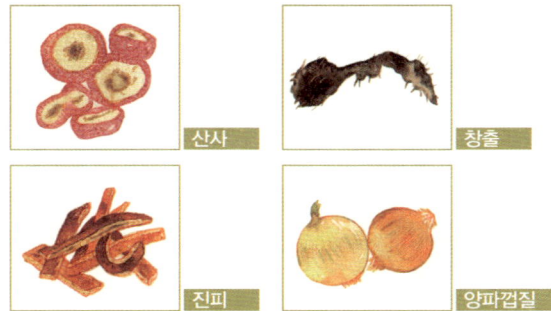

최근에는 혈중콜레스테롤, 지방간, 높은 체지방 등 몸속에 쌓인 과도한 '기름'으로 걱정하는 분들이 많습니다. 운동과 식사를 통해 조절하는 것이 기본이지만 여기에도 도움이 되는 약차가 있습니다. 산사와 양파껍질은 지방을 분해하고, 창출과 진피는 위장기능을 좋게 해서 몸속의 담을 없애므로 전체적으로 불필요한 기름기를 덜어내는 데 도움이 됩니다.

가벼운 감기 기운을 날려주는 약차 생강 6그램 + 향부자 4그램 + 소엽 4그램

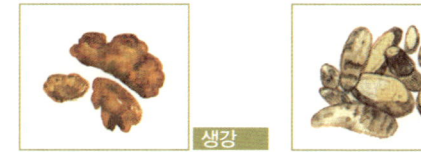 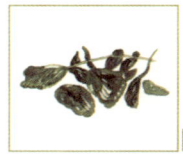

처음 감기 기운이 있을 때는 으슬으슬 춥고 열이 나면서 몸이 여기저기 아프고 때로는 머리도 아픕니다. 이러한 것들은 밖에서 들어온 찬 기운을 몰아내려고 우리 몸이 열심히 싸우고 있을 때 나타나는 증상입니다. 생강과 향부자, 소엽은 몸을 따뜻하게 해주고 기운의 흐름을 원활하게 해서 외부에서 들어온 찬 기운을 몰아내도록 도와줍니다. 감기 기운이 없더라도 찬바람을 많이 쐬고 들어온 날, 따뜻하게 마시고 자면 감기 예방에 도움이 됩니다.

목의 염증을 달래주는 약차 길경 4그램 + 감초 2그램

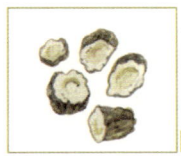
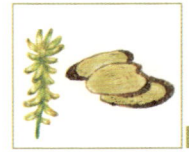

감기 증상이 있거나 공기가 건조하고 먼지가 많은 곳에 있다 오면 가끔 목이 따끔따끔하고 칼칼한 느낌이 날 때가 있습니다. 물론 목을 무리하게 쓴 날도 이런 증상이 생길 수 있죠. 길경과 감초는 기관지에 발생한 염증을 가라앉히고 통증을 가시게 하는 데 도움이 됩니다. 목이 마르거나 날씨가 건조할 때는 꿀을 조금 넣어서 마셔도 좋습니다.

숙취를 풀어주는 약차 갈근 4그램 + 지구자 4그램 + 진피 4그램

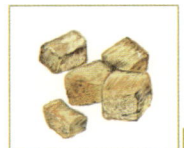
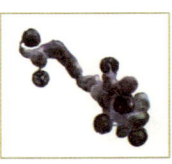
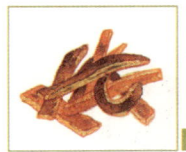

과음한 다음 날 아침이면 머리는 멍하니 맑지 못하고 속도 편하지 않아서 입맛은 없고 갈증만 납니다. 하지만 이때 급하게 찬물이라도 한 컵 들이켜면 속은 더 안 좋아지죠. 갈근과 지구자는 술독을 풀어주고, 진피는 기의 흐름을 좋게 해서 정체된 체액의 흐름을 풀어주므로 숙취를 해소하는 데 도움이 됩니다. 그리고 치료에 좋은 것은 예방에도 좋은 법입니다. 부득이하게 술자리를 피할 수 없는 날은 미리 이 약차를 마시고 나가세요. 꿀을 조금 타서 마시면 더욱 좋습니다.

소화를 도와주는 약차 백출 4그램 + 지실 2그램 + 박하 1그램

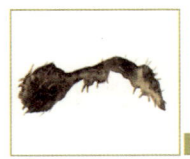
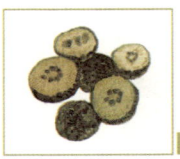
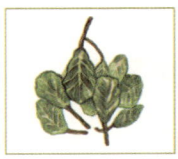

과식을 하면 숨이 차고 호흡이 불편해지는 것에서 알 수 있듯이, 한의학에서는 음식을 먹고 체하거나 탈이 났을 때 위도 문제지만 가장 먼저 기의 순환을 관장하는 폐에 부담이 된다고

봅니다. 따라서 음식을 먹고 속이 불편할 때는 위를 편안하게 해주는 것과 동시에 기운의 소통을 도와야 합니다. 백출과 지실은 정체된 위장 활동을 활발하게 해주고 기의 순환을 도와 속이 편안해지도록 해줍니다. 여기에 박하의 향이 더해져 소화를 도와주지요. 만약 박하의 향이 싫다면 빼도 되고, 속이 많이 더부룩하다면 후박 2그램, 속이 쓰리다면 황련 2그램을 더하면 좋습니다.

잠을 자면서 땀을 많이 흘릴 때 좋은 약차
황기 4그램 + 당귀 4그램 + 숙지황 4그램 + 황금 2그램

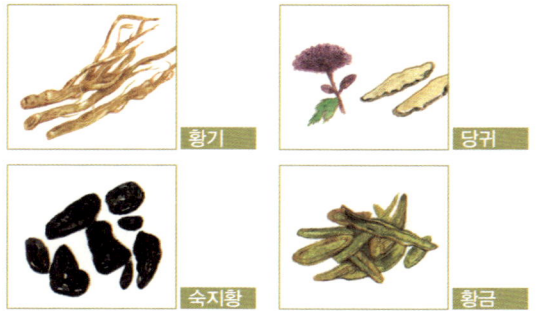

한의학에서는 우리 몸의 혈이 허해져서 몸속에 필요 없는 열이 발생하면 잠 잘 때 땀을 흘린다고 봅니다. 이런 땀을 도한(盜汗)이라고 하는데, 잠을 자는 동안은 땀이 나지만 잠을 깨면 곧 그치는 특징이 마치 도둑과 같다고 해서 붙여진 이름입니다. 황기는 땀을 조절하는 기능을 강화하고, 당귀와 숙지황은 혈을 보하며, 황금은 불필요한 열을 내려주어 밤에 자면서 땀을 흘리는 증상에 도움이 됩니다.

허약해서 땀이 많은 사람에게 좋은 약차 백출 4그램+황기 2그램+방풍 2그램

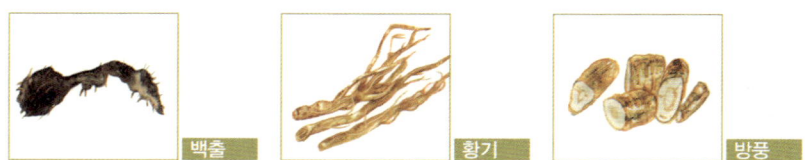

흔히 땀을 많이 흘리면 기가 허하다고 하는데, 몸의 표면을 감싸고 도는 기운이 약해지면 땀샘을 조절하는 힘이 떨어져 시도 때도 없이 땀이 잘 나고, 조금만 움직여도 땀이 더 많이 납니

다. 백출은 위장 기능을 조절하고 우리 몸의 체액 대사를 원활하게 하며, 황기와 방풍은 몸의 표면을 감싸고 있는 기운을 강화해주는 효능이 있어 다른 사람들보다 땀이 많은 분들께 도움이 됩니다.

뭉친 목과 어깨를 풀어주는 약차 갈근 4그램 + 모과 2그램 + 방풍 2그램

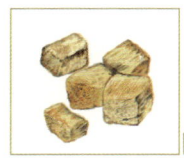
갈근

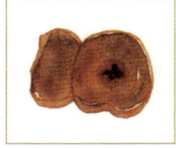
모과

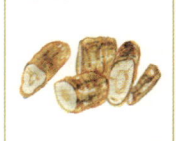
방풍

운동을 배울 때 많이 듣는 말 중에 하나가 어깨에 힘을 빼라는 말이지요. 운동 중에 긴장하거나 체력이 떨어지면 무의식중에 어깨가 불필요하게 긴장하고, 이렇게 되면 부드럽게 움직이거나 힘을 내기 어려워집니다. 마찬가지로 일상생활에서도 몸과 마음의 피로와 긴장이 쌓이면 목과 어깨 주위 근육들이 굳고 딱딱해집니다. 갈근, 모과, 방풍은 뭉친 근육을 풀어주고 주위의 기혈순환이 활발해지도록 도와줍니다. 평소에 쥐가 자주 나고 근육에 피로감이 많은 분들은 작약을 4그램 정도 더하면 좋습니다.

화를 내리고 두통을 낫게 하는 약차 감국 4그램 + 감초 2그램

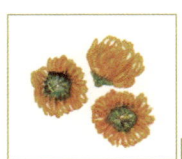
감국

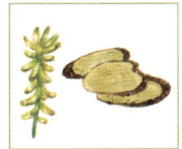
감초

화가 났을 때 쓰는 '열 받는다!'라는 말을 한의학적으로 표현하면 '간장(肝臟)의 화(火)가 위로 뜬다'입니다. 우리가 스트레스를 받으면 간장은 몸을 보호하기 위해 먼저 반응하고 그것을 감당해서 처리하는 역할을 합니다. 의서에서는 간의 역할이 한 나라의 장수가 하는 일과 같다고 보아 간장을 '장군지관(將軍之官)'이라고 표현했지요. 그런데 이런 간이 애를 쓰면 열이 날 수밖에 없습니다. 국화와 감초는 간의 열을 식혀주고 과도한 긴장을 풀어주어 두통을 가라앉히는 효과가 있습니다. 일상적인 스트레스로 인한 두통 외에 피곤하거나 가벼운 감기 기운이 있을 때도 이 차를 마시면 기분이 좋아집니다.

뻑뻑한 눈에 활력을 불어넣는 약차 구기자 4그램 + 방풍 2그램 + 감국 2그램

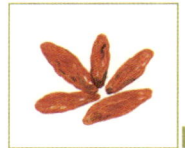 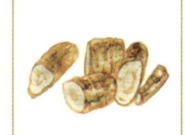 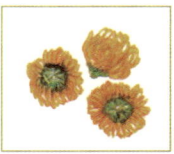

눈이 쉽게 피로하고 침침해지는 것은 간장의 기운이 약해지고 눈으로의 혈액순환이 잘 안 되기 때문입니다. 구기자는 허한 기운을 보충해주고, 감국과 방풍은 눈으로의 혈액순환을 돕고 불필요한 열을 내려줍니다. 눈의 피로를 풀고 맑게 해주는 데 도움이 되는 약차입니다.

코를 건강하게 해주는 약차 황기 4그램 + 백지 2그램

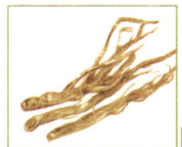 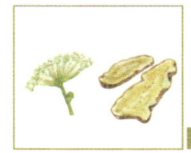

한의학에서는 같이 폭풍우를 만났는데 한 사람은 병이 들고 다른 사람은 그렇지 않은 경우를 이야기하면서 몸의 정기가 튼튼하고 약한 차이 때문이라고 합니다. 따라서 만성적인 비염으로 고생한다면 병에 걸리기 전에 미리 단속을 하는 것이 좋습니다. 폐의 기운을 북돋아주는 황기와 콧속을 청소해주는 백지는 염증이 완만하거나 증상을 예방하려고 할 때 차로 마시면 좋습니다.

코를 시원하게 해주는 약차 신이화 4그램 + 세신 2그램

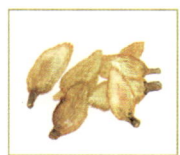 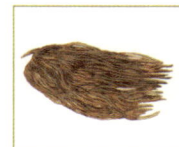

실제 비염이 발생해서 코가 막히고 콧물이 흐를 때, 신이화와 세신을 조합한 약차를 마시면 증상의 완화에 도움이 됩니다. 이때 신이화는 가볍게 부순 다음 우려야 잘 우러납니다.

피부 미인을 만들어주는 약차 산약 4그램 + 맥문동 2그램 + 오미자 2그램

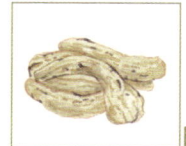 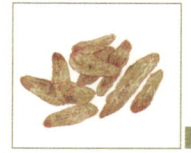 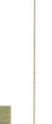 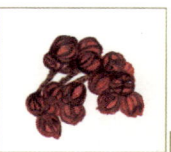

한의학에서는 피부를 폐와 연결해서 봅니다. 나이가 들수록 피부가 마르고 주름지며 잡티가 자꾸 생기는 것은 몸 안의 진액이 줄어들고 독소들이 자꾸 쌓이기 때문이지요. 산약과 오미자 그리고 맥문동은 우리 몸을 촉촉하게 해주어 피부의 노화를 예방하고 윤기 있는 피부를 유지하는 데 도움을 줍니다.

머리카락을 건강하게 해주는 약차 하수오 4그램 + 검은콩 4그램 + 검은깨 4그램

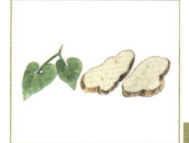 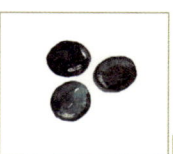 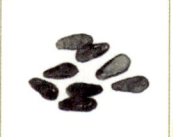

최근에는 젊은 분들도 머리카락이 가늘고, 잘 부서지는 경우가 많지요. 때로는 머리카락이 빠져서 걱정하는 경우도 있습니다. 이런 증상은 대부분 과로와 스트레스, 영양 부족으로 인해 일어납니다. 한의학에서는 이를 간장과 신장의 기운이 약해지고 화가 위로 오르기 때문이라고 봅니다. 하수오, 검은콩, 검은깨는 이러한 장부의 기운을 보충해주어 모발을 건강하게 하는 데 도움이 됩니다. 콩과 깨는 살짝 볶아서 써야 합니다.

무릎과 허리에서 파스를 떼게 해주는 약차
두충 4그램 + 우슬 4그램 + 방풍 2그램 + 진피 2그램

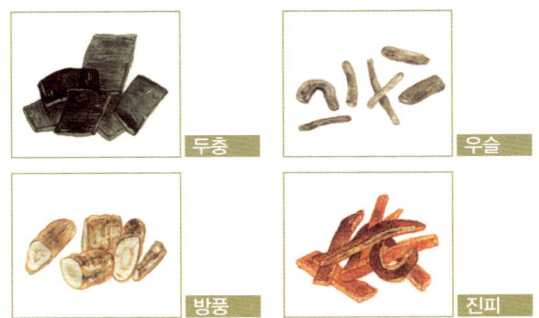

한의학에서는 나이가 들어감에 따라 간장과 신장의 기운이 약해지고, 이로 인해 무릎과 허리가 약해져서 통증이 발생한다고 봅니다. 두충과 우슬은 간장과 신장의 기운을 보충하면서 관절을 튼튼하게 해주고, 진피와 방풍은 기의 순환을 도와주어 허리와 무릎의 통증 개선에 도움이 됩니다.

지친 근육을 달래주는 약차 작약 4그램 + 진피 4그램 + 모과 2그램 + 육계 2그램

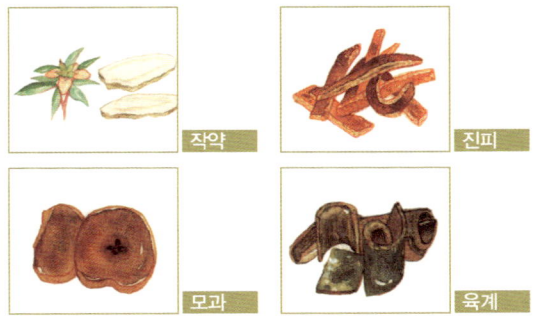

운동이나 일 같은 육체 활동이 과할 경우 근육에 피로가 쌓이게 됩니다. 이로 인해 때로는 쥐가 나기도 하지요. 작약과 모과는 근육에 필요한 영양을 공급해주고, 육계와 진피는 혈액의 순환을 도와주어 근육의 피로 회복에 도움이 됩니다.

여기까지 오느라 애쓰셨습니다. 설마 지금까지 소개한 약차들을 단번에 다 외우려고 하거나 약재들을 다 사야 하나 생각한 분은 없겠지요? 우리는 지금 시험공부를 하는 것이 아니니까 전혀 그럴 필요 없습니다. 약차를 알아가는 과정이 폼 나고 재미나야지 또 다른 스트레스가 되어서는 안 됩니다. 아마 읽는 동안 '이 차는 나에게 필요한 차네' 혹은 '오호! 이건 좀 끌리는데' 하는 차들이 있었을 것입니다. 일단 그 약차들을 중심으로 필요한 약초를 준비해두고 생각날 때마다 하나씩 시험 삼아 마셔보세요. 시간이 흐르면 자연스럽게 관심도 더 생기고 약차를 활용하는 요령도 늘어날 것입니다. 그러다 보면 어느 날인가 주위로부터 '약차 바리스타'나 '약차 소믈리에'라는 말을 듣게 될지도 모릅니다.

약차 조합
응용편

적극적으로 약차를 즐길 분들을 위해 지금까지 소개한 약차들을 좀더 복합적으로 이용하는 법을 잠시 얘기해보겠습니다. 일종의 심화학습이라고 할까요? 학교 다닐 때도 꼭 경시대회 문제 정도는 풀어야 성이 차는 친구들이 있지요. 이런 분들을 위한 약간의 팁이라고 생각해도 됩니다. 지금부터 말하는 내용은 앞서 말한 기본 약차들을 이렇게 응용할 수도 있다는 예로 받아들이면 됩니다.

문제 30대 이후 기초체력이 떨어지고 자꾸 만성적인 피로에 시달린다면?
정답 남성을 위한 약차를 합해서 황기, 인삼, 구기자, 오미자, 복령 각 4그램, 감초 2그램으로 약차를 구성해본다.

문제 뭔가 안정이 안 되고, 몸살은 아닌데 온몸이 저리고, 자율신경의 균형이 깨져 불편한 증상이 있다면?

정답 화병을 다스리는 약차와 마음을 편하게 하는 약차를 합해서 향부자, 시호, 복령, 작약, 당귀 각 4그램, 감초 2그램으로 약차를 구성해본다.

문제 기혈이 모두 부족해서 빈혈기가 있고 자꾸 어지럽다면?
정답 남성과 여성을 위한 약차를 배합해서 황기, 인삼, 당귀 각 4그램, 천궁, 감초 각 2그램으로 약차를 구성해본다.

문제 여름에 냉방이 과한 환경에서 오래 근무한 탓에 생기는 냉방병이나 가벼운 여름 감기에 걸렸다면?
정답 여름을 위한 약차를 응용해서 곽향, 진피, 백출, 건강 각 4그램으로 약차를 구성해본다.

문제 스트레스가 심해서 잠을 못 잔다면?
정답 마음을 편하게 하는 약차와 잠 못 드는 밤을 위한 약차를 합해서 향부자, 복령, 산조인 각 4그램, 감초 2그램으로 약차를 구성해본다.

문제 열 받게 만드는 직장 상사 때문에 편두통이 생겼다면?
정답 마음을 편하게 하는 약차와 두통을 낫게 해주는 약차를 합해서 향부자, 복령, 감국을 각 4그램, 감초, 치자 각 2그램으로 약차를 구성해본다.

문제 감기 기운이 있으면서 목도 칼칼하다면?
정답 감기 기운을 날려주는 약차와 목의 염증을 다스려주는 약차를 합해서 생강 6그램, 향부자, 소엽, 길경 각 4그램, 감초 2그램으로 약차를 구성해본다.

문제 목과 어깨가 자주 뭉치면서 근육에 피로를 느낀다면?
정답 목과 어깨를 위한 차와 근육 피로를 풀어주는 약차를 합해서 갈근, 작약, 진피 각 4그램, 모과, 방풍, 육계 각 2그램으로 약차를 구성해본다.

문제 피로와 스트레스로 눈이 피로하고 충혈되었다면?
정답 눈에 활력을 불어넣는 차와 두통을 다스리는 차를 합해서 구기자, 감국 각 4그램, 방풍,

감초 각 2그램으로 약차를 구성해본다.

앞서 말한 예를 보면서 약차와 그것을 구성하는 약재의 특성을 잘 파악하다 보면 더 많은 응용법을 찾을 수 있을 것입니다. 만약 더 궁금한 점이 있다면 인터넷을 통해 저에게 문의해주세요.

(트위터 @healthguider 페이스북 healingherbs)

알아두면 편리한
한약재 구입법과 관리법

예로부터 한약재들은 각 지역별로 약령시가 열려서 유통되었는데요. 그 중에서도 대구, 전주, 원주에서 열리는 약령시를 3대 약령시로 꼽아왔습니다. 이곳들은 각각 경상도, 전라도, 강원도의 약재 집산지였지요. 현재도 대구 약령시는 여전히 그 명맥을 유지하고 있고 전주에서는 매년 약령시 축제가 열립니다. 그런데 본래 약령시는 정부에 납품하는 약재를 수급하기 위해 관에서 일정 기간 여는 관시(官市)의 성격이 짙었습니다. 그러던 것이 점차 약재의 유통이 집중되고 활발해지면서 일반인에게 필요한 약재가 유통되는 일종의 상설시장으로 성격이 변화하였지요.

현재 가장 많은 약재가 거래되고 있는 곳은 서울 동대문구 제기동에 위치한 경동시장으로, 전국에서 유통되는 한약재의 70% 정도가 이곳을 통해 거래된다고 합니다. 이곳 외에는 대구시 중구 남성동의 약전골목이 그 규모가 큽니다. 앞서 말한 두 곳은 상설시장이고, 약재를 판매하는 상점이 밀집되어 있으므로 이곳을 방문하면 손쉽게 약재를 구입할 수 있습니다. 이외에도 금산과 영천에도 약재시장이 열리는데, 이곳들은 오일장이므로 장날에 맞춰서 가면 구경도 하고 필요한 약재도 구입할 수 있습니다. 그리고 전국에 있는 한약방, 한약국, 약업사 등에서도 약재를 구입할 수 있습니다. 일부 약재의 경우에는 식품으로 유통되어 마트나 백화점의 식품코너에서도 판매하고 있습니다. 약재시장보다 가격은 비싸지만 구입이 편리하다는 장점이 있지요.

다양한 곳에서 필요한 약재들을 구입할 수 있지만, 최근에는 많은 분들이 약재의 품질에 대한 걱정과 불신을 품고 있습니다. 약재의 재배 확대와 수입으로 약재 자체를 구하는 것은 쉬워졌지만, 예전에는 없던 농약이나 중금속 같은 새로운 문제가 생겨난 것이지요. 물론 이러한 문제는 한약재뿐만 아니라 우리가 먹는 거의 모든 먹거리와 생활 전반에 해당하는 문제이지만, 건강한 몸을 위해서 먹는 약재는 특히나 몸에 해가 된다면 안 되겠지요.

우선 안전한 한약재를 구입하기 위해서는 몇 가지 사항을 기본적으로 확인해야 합니다. 먼저 약재의 생산지를 확인하여 되도록 우리 땅에서 기른 한약재를 이용하도록 합니다. 하지만 현실적으로 100% 국산 약재를 쓰는 것은 불가능합니다. 실제 국내에서 유통되는 약재의 60~70%가 수입 약재이고, 기후 여

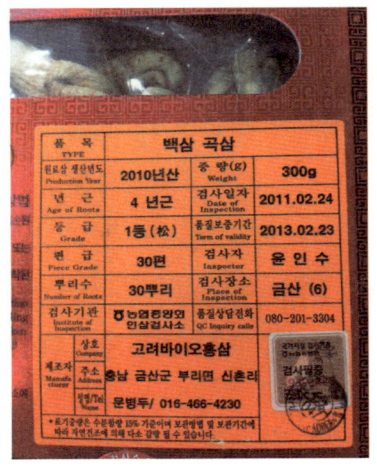

건상 국내에서 재배되지 않는 약재도 있습니다. 그리고 때로는 수입약재가 국산보다 약효가 더 나은 경우도 있습니다.

따라서 국산만을 고집하기보다는 식약청의 검사를 거쳐서 안정성이 입증된 약재를 구입하는 것이 좋습니다. 국산과 수입산 모두 정상적인 유통을 거치지 않은 약재는 위험에 노출되어 있기 때문입니다. 또한 약재의 건조 상태나 보관 상태, 유통기한을 확인하여 오래되지 않은 약재를 구입해야 하고, 인위적인 가공의 흔적이 적은 자연스러운 상태의 약재를 구입하는 것이 좋은 방법입니다.

> **Tip**
> 대부분의 한약재는 신선한 것이 좋지만, 몇 가지 약재들은 오래 묵을수록 그 효과가 좋습니다. 이러한 약재들을 묵을수록 좋다고 해서 육진양약(六陳養藥)이라고 하는데 지실, 진피, 반하, 마황, 오수유, 낭독(랑독)이 대표적인 약재입니다.

구입한 약재들을 보관할 때 가장 주의해야 할 점은 바로 '습기'입니다. 대부분의 약재가 건조된 상태로 유통되고 있는데 습기에 노출되면 약재가 상할 위험이 커지기 때문이죠. 따라서 통기성이 좋으며 조금 서늘하고 건조한 곳에 보관하는 것이 기본적인 원칙입니다. 가정용으로 나오는 작은 한약장들이 있는데 이러한 곳에 숯이나 방습제와 함께 약재를 넣어두는 것도 한 가지 요령입니다. 무엇보다 많은 양을 한꺼번에 사 놓기보다는 그때그때 필요한 만큼 사서 이용하고 떨어지면 다시 구입하는 것이 좋습니다. 적은 양이 필요한데 큰 포장 단위가 부담된다면 몇 명이 공동구매를 통해서 약재를 나눠 갖는 방법을 추천합니다. 옛 사람들처럼 일종의 약계를 드는 것이지요.

약차의 꿈

'뭐 눈에는 뭐만 보인다'라는 말처럼 저는 사극을 봐도 유독 글 읽는 선비의 방 한쪽에 놓여 있는 작은 한약장이 눈에 들어옵니다. 얼마 전에 방영된 한 드라마에서도 방 한쪽에 세워진 한약장이 눈에 띄었습니다. 저기서 약재를 꺼내겠지 하는 기대로 열심히 봤는데, 아쉽게도 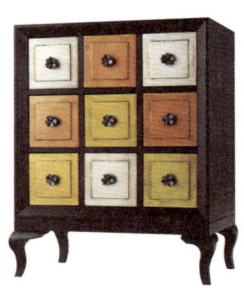 실제로 약재를 꺼내는 경우는 한 번도 나오지 않더군요. 그 약장은 단순한 소품이었습니다.

하지만 우리 조상들에게 작은 약장은 장식이 아니었습니다. 글을 읽을 줄 아는 이른바 '식자층'의 많은 사람들은 기본적인 의학적 소양을 가지고 있었고, 특히 부모님에 대한 '효'를 강조한 사회에서 '사친효양(事親孝養, 자식의 의무인 효를 다하기 위해서 스스로 어버이의 건강을 돌보고 병을 간호하며 치료함에 있어 최선을 다하는 일)'의 일환으로 의학을 공부했다고 하지요. 그래서 이것을 위한 방편으로서 가족들이 쉽게 걸리는 병에 대비하기 위해 일종의 '상비약재'를 작은 약장에 넣어두고 필요할 때마다 썼다고 합니다. 또한 병에 걸린 사람들은 의학에 밝은 사람들에게 도움을 청하기도 했고요.

물론 그 시절에도 의학을 전공한 의원이 있었고, 특히 전문적인 치료가 필요한 병들은 합당한 치료가 이루어졌지요. 그와 동시에 일반인들이 향유하는 생활의학도 분명히 존재했습니다. 제가 말하는 '교양의학'은 바로 생활의학을 말하는 것이지요. 하지만 모든 국민이 '식자층'이 된 요즘, 그 교양 수준은 과거의 사람들에 미치지 못하는 것 같습니다. 지식인이라고 불리는 사람들의 대부분은 특정 영역에 한정된 지식의 과잉에 빠져 있고, 세상의 수많은 정보들은 말초적이고 근원을 알 수 없는 가십투성이입니다. 건강에 있어서도 상식적이고 기본적인 내용들보다는 사람들의 호기심을 끄는 자극적인 정보들이 넘쳐납니다. 이렇다 보니 의료도 점점 전문가 의존적이고 상업적으로 되어갈 수밖에 없습니다.

저는 약차가 이러한 현실을 바꾸는 하나의 방편이 될 수 있다고 생각합니다. 사람들이 자신의 성별, 나이, 체질에 맞는 차를 마시고 계절의 변화에 맞게 차를 마시며, 컨디션이 좋지 않을 때 각각의 경우에 맞는 차를 마시면 어떻게 될까요? 건강의 유지에 도움이 되는 것은 물론이고, 자신과 가족에게 맞는 차를 마시는 과정을 통해 몸과 건강에 대한 이해가 깊어질 것이며, 자연스럽게 약초에 대한 지식도 얻게 될 것입니다. 이러한 시간이 쌓이면 자연스레 의학에 대한 상식적이고 기본적인 토대가 마련될 것이고, 더 이상 '○○에는 ○○○가 좋다'라는 식의 정보들에 휘둘리지 않을 것입니다. 더 나아가 국민 전체의 건강 수준이 향상되어 의료비에 쓰이는 국민의 세금이 더 나은 곳에 이용될 것이고, 우리나라가 건강에 관해서는 풍요로운 나라가 될지도 모릅니다.

    꿈같은 일인가요? 하지만 이룰 수 있는 것은 물론, 세상을 조금이라도 더 낫게 만드는 꿈이라고 믿기 때문에 저는 늘 바라고 있습니다. 그 꿈속에는 집집마다, 사무실마다 개성만점인 온갖 모양의 작은 한약장들이 놓여 있습니다. 집을 방문한 손님에게 어울리는 약차를 정성스레 우려서 대접하고, 사람들은 카페에서 커피와 함께 약차를 즐깁니다. 무엇보다 제가 바라는 것은 사람들이 되도록 안 아프고, 건강하게 그리고 행복하게 사는 일입니다.

약차
약초 소개

궁금하면 잠 못 드는 분들을 위한
약차 속 약초 이야기

약차에 쓰이는 약재들에 대한 설명을 하겠습니다. 지금부터 말할 내용을 미리 살펴보시면 약재의 효능과 그 성질을 볼 때 더 도움이 될 것입니다.

특별한 설명이 없는 약재들은 딱히 주의해야 할 사항이 없다고 보아도 되지만, 몸이 차다면 따뜻한 약재를 이용하는 방식으로 몸 상태에 맞게 약재를 쓰는 것이 좋습니다.
약재들의 효능을 외우려고 하기보다는 자신에게 필요한 약차를 마셔보면서 자연스럽게 익히기를 권합니다. 눈으로 보고, 만져보고, 냄새 맡고, 차로 우려서 직접 그 맛을 느끼면 자연스레 약재의 효능과 성질에 대해서 알게 될 것입니다.
또한 약재의 효능을 보고 한 가지 약재만을 장기간 혹은 다량 복용하는 것은 삼가야 합니다. 편식, 과식, 폭식이 좋지 않은 것처럼 약차도 몸의 상태에 따라 필요한 만큼 다양하게 이용하는 것이 좋습니다. 그러면 본격적으로 다양한 약초의 세계로 안내하겠습니다.

약차
약초 소개

❶
12. 맥문동

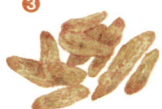

❷ 맥문동의 덩이뿌리. 맛은 달콤 쌉싸래하고 차가운 성격. 진액을 더해서 폐를 촉촉하게 하고 열을 내리는 효능이 있다.

❹ **궁합이 좋아요** 숙지황, 차전자
❺ **궁합이 나빠요** 철, 관동화
❻ **서로 견제해요** 고삼
❼ **주의하세요** 위염이 있거나 위장이 차가워서 설사를 하는 경우, 급성 기침에 걸린 경우

❶ 약초의 이름입니다.
❷ 약초의 맛과 성질, 효능을 설명합니다. 약초의 성격은 '따뜻하다, 평이하다, 서늘하다'의 세 가지로 나눌 수 있습니다.
❸ 약초의 겉모습입니다. 시중에서 유통되는 약재의 형태를 기본으로 하되, 약재의 모습이 비슷한 경우(주로 뿌리를 가공한 약재)에는 약재 외에 꽃을 같이 넣었습니다.
❹ **궁합이 좋아요** 함께 썼을 때 효능을 상승시키는 약초를 의미합니다.
❺ **궁합이 나빠요** 함께 쓰면 효능이 감소하거나 해가 되기도 하는 약초를 의미합니다.
❻ **서로 견제해요** 한 약초가 다른 약초의 독성이나 맹렬한 성질을 감소시켜주는 배합을 의미합니다.
❼ **주의하세요** 약재를 복용하지 말아야 하는 몸 상태를 의미합니다.

약차
약초 소개

칡의 뿌리. 맛은 달콤 쌉싸래하고 무난한 성격. 열을 내리고 갈증을 풀어주며, 땀을 나게 한다. 목 주위가 굳은 것을 풀어주는 효능도 있다. 소설 『소나기』에 나오는 소녀의 치마를 물들인 칡꽃은 술독을 풀어주는 효능이 뛰어나다.

1. 갈근

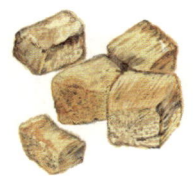

감국과 산국의 꽃. 향이 있고 맛은 씁쓸하며 서늘한 성격. 열을 내리고 머리와 눈을 맑게 하는 효능이 있다. 열을 동반하는 가벼운 감기에 차로 우려마시면 좋다.

2. 감국

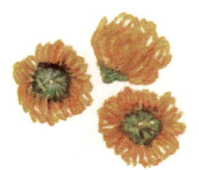

감초의 뿌리. 맛은 달고 무난한 성격. 약물을 조화시키고 몸을 이완시켜준다. 또 속을 편하게 하며 약물의 독을 해독하는 효능이 있다. 날것으로 쓰면 열을 내리는 데 좋고, 볶아서 쓰면 위장을 보호하는 효과가 강해진다.

3. 감초

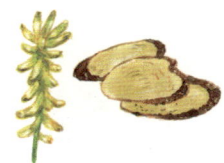

궁합이 좋아요 백출, 창출
궁합이 나빠요 원지, 미역, 다시마, 돼지고기
주의하세요 배가 심히 더부룩하거나 빵빵하게 부풀어오를 때

약차
약초 소개

4. 건강 & 생강

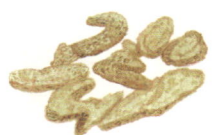

생강의 신선한 뿌리줄기는 생강, 이것을 말리면 건강이다. 둘 다 맛이 맵고 따뜻한 성격. 속을 따뜻하게 하고 찬 기운을 몰아내며 담을 없애는 효능이 있다. 생강은 위장 기능 회복에 좋고, 건강이 찬 기운을 몰아내는 데 좋다.

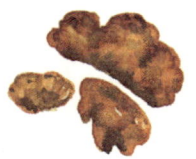

건강
주의하세요 몸에 진액이 부족해서 열이 있는 경우, 임신한 경우

생강
궁합이 나빠요 황금, 황련
주의하세요 몸에 진액이 부족해서 열이 있는 경우, 많은 양을 장기 복용하는 경우, 술과 함께 많이 먹는 경우

5. 검은깨

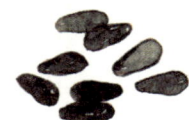

검은 참깨. 맛은 달고 무난한 성격. 우리 몸의 정혈을 보충해주고, 오장을 촉촉하게 해준다. 장이 메말라서 생기는 변비에도 효과가 있다.

주의하세요 평소 비위가 약해서 변이 묽은 경우

6. 검은콩

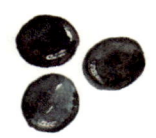

말 그대로 검은콩. 맛은 달고 무난한 성격. 소화기를 튼튼하게 하고 신장의 기운을 보충한다. 소변이 잘 나오게 하며 약물의 독을 해독하는 효능이 있다. 삶으면 성질이 서늘해지고 볶으면 따뜻해진다.

궁합이 나빠요 후박

약차
약초 소개

곽향의 줄기와 잎. 향이 있고 약간 따뜻한 성격. 위장 기능을 좋게 하고 몸속의 습기와 냉기를 가볍게 몰아내는 효능이 있다.

주의하세요 몸에 혈과 진액이 부족하고 열이 있는 경우

7. 곽향

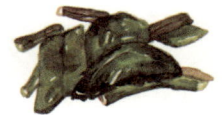

구기자나무의 다 익은 열매. 맛은 달고 무난한 성격. 간장과 신장의 기능을 강화해주고 우리 몸의 정혈을 더하며 눈을 밝게 해주는 효능이 있다.

궁합이 나빠요 철
주의하세요 감기로 고열이 있는 경우, 위장이 약해서 설사를 하거나 체액이 정체된 경우

8. 구기자

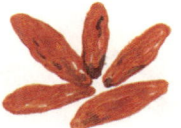

도라지의 뿌리. 맛은 매콤 씁싸래하고 무난한 성격. 폐와 기관지의 기운을 소통시키고, 인후부의 담을 없애며 염증을 다스리는 효과가 있다.

궁합이 나빠요 돼지고기
서로 견제해요 용담초
주의하세요 몸의 진액이 부족해서 생기는 만성기침과 기침에 피가 섞여 나오는 경우

9. 길경

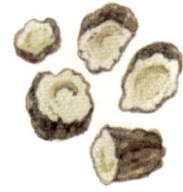

241

약차
약초 소개

10. 당귀

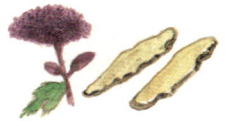

당귀의 뿌리. 향이 있고 맛은 달며 따뜻한 성격. 혈을 보충하고 그 순환을 좋게 하며, 몸을 촉촉하게 해주는 효능이 있다.

서로 견제해요 석창포, 다시마, 미역, 생강

11. 두충

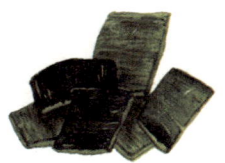

두충나무의 껍질. 맛은 달콤 쌉싸래하고 따뜻한 성격. 간장과 신장의 기운을 보충하고 근육과 뼈를 튼튼하게 하는 효능이 있다.

궁합이 나빠요 철
서로 견제해요 현삼
주의하세요 몸의 진액이 부족해서 열이 나는 경우

12. 맥문동

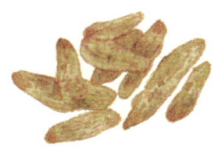

맥문동의 덩이뿌리. 맛은 달콤 쌉싸래하고 차가운 성격. 진액을 더해서 폐를 촉촉하게 하고 열을 내리는 효능이 있다.

궁합이 좋아요 숙지황, 차전자
궁합이 나빠요 철, 관동화
서로 견제해요 고삼
주의하세요 위염이 있거나 위장이 차가워서 설사를 하는 경우, 급성 기침에 걸린 경우

약차
약초 소개

모과나무의 열매. 맛은 새콤하고 무난한 성격. 근육 경련에 효과가 있으며 특히 급체나 설사 등으로 체액이 손실된 후에 일어나는 근육 경련에 좋다. 신맛이 강해 과하게 먹으면 뼈가 상할 수 있다.

궁합이 나빠요 철

13. 모과

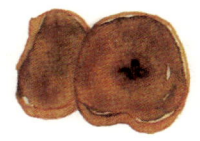

박하의 줄기와 잎. 향이 있고 서늘한 성격. 열을 내리고 해독하는 효능이 있어 가벼운 열, 두통, 충혈된 눈 등에 효과가 있다. 또한 그 향은 기운의 소통을 도와 소화불량으로 배가 더부룩한 증상에도 도움이 된다.

주의하세요 진액과 혈이 부족한 경우, 기운이 허해서 땀이 많이 나는 경우

14. 박하

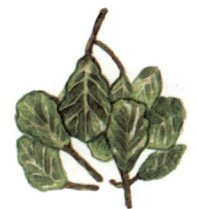

방풍나물의 뿌리. 향이 있고 맛은 달며 따뜻한 성격. 우리 몸에 나타나는 여러 풍증을 다스리며 감기, 두통, 어지러움, 관절통증 등에도 효과가 있다.

궁합이 나빠요 건강
서로 견제해요 비해
주의하세요 영양이 부족해서 경련성 통증이 있는 경우

15. 방풍

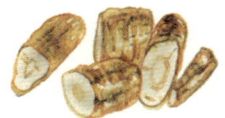

243

약차
약초 소개

16. 백지

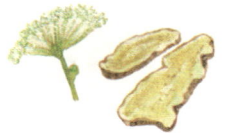

구릿대의 뿌리. 향이 있고 따뜻한 성격. 염증과 통증을 다스리는 데 주로 두통, 치통, 콧물 등에 효과가 있고 배가 차가워져서 생기는 복통과 피부의 부스럼에도 효과가 있다.

궁합이 좋아요 당귀
서로 견제해요 선복화
주의하세요 땀을 너무 많이 흘리거나 진액이 부족해서 생긴 갈증과 열이 있는 경우

17. 백출 & 창출

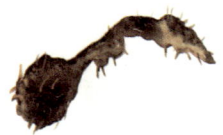

두 가지 모두 삽주의 뿌리줄기이나 기원식물에 약간 차이가 있다. 창출은 향이 있고 맛이 쓴 반면 백출은 달콤 씁싸래한데 모두 따뜻한 성격. 효능이 비슷해서 '출'이라 하며 구분 없이 쓰기도 한다. 비위를 좋게 하고 몸의 습을 없애는 공통점이 있다. 하지만 창출은 땀을 내게 하고 겉으로 발산하는 힘이 있는 반면, 백출은 땀을 그치게 하고 속을 편하게 하는 차이가 있다.

궁합이 좋아요 방풍, 지유
궁합이 나빠요 복숭아, 자두, 숭채, 참새고기, 청어
조심하세요 몸의 진액이 허해서 속에 열이 있는 경우

18. 복령

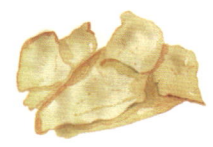

소나무뿌리에 기생하는 버섯의 균핵. 맛은 담담하면서 달고 무난한 성격. 비위를 좋게 하고 체액의 순환을 도우며 심장을 편하게 하는 효능이 있다.

궁합이 나빠요 쌀식초, 새콤한 음식

약차
약초 소개

복분자 딸기의 덜 익은 열매. 맛은 새콤달콤하고 무난한 성격. 간장과 신장을 보하며 발기부전, 잦은 소변, 피로, 시력 감퇴 등에 효과가 있다.

주의하세요 몸의 정혈과 진액이 부족해서 소변이 잘 나오지 않는 경우

19. 복분자

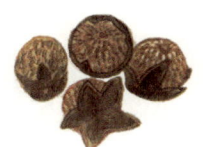

잔대의 뿌리. 맛은 달콤 쌉싸래하고 서늘한 성격. 음의 기운을 보충하고 열을 내리며 담을 없애는 효능이 있다. 폐에 열이 있어서 생긴 만성 기침과 인후부의 통증에 효과가 있고 혈압을 내리는 효능도 있다.

궁합이 나빠요 방기
주의하세요 차가운 기운에 폐가 상해서 기침하는 경우

20. 사삼

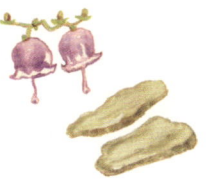

산사나무의 열매. 맛은 새콤달콤하고 조금 따뜻한 성격. 체증을 치료하고 소화를 돕는데 특히 육류의 소화에 도움이 된다. 또한 혈중콜레스테롤 수치와 혈압을 내리는 효능이 있다는 실험결과가 있다.

주의하세요 위장 기능이 약한 사람이 과다 섭취하는 경우, 충치가 있는 경우

21. 산사

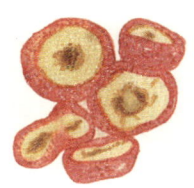

245

약차
약초 소개

22. 산수유

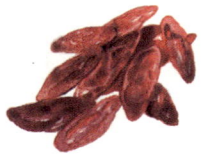

산수유나무 열매의 과육. 맛은 새콤하고 조금 따뜻한 성격. 간장과 신장의 기운을 강화하고 수렴하는 성질이 있어서 허리와 무릎의 통증, 이명증, 발기부전, 잦은 소변, 만성적인 땀과 오래된 설사에 효과가 있다.

궁합이 나빠요 길경, 방풍, 방기
주의하세요 몸속에 습과 열이 많은 경우

23. 산약

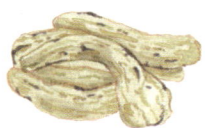

마의 덩이줄기. 맛은 달고 무난한 성격. 자양강장에 도움이 되고 비장과 폐 그리고 신장의 기운을 강화하는 효능이 있다. 오래된 설사, 식욕부진, 몸이 허해서 생기는 기침, 잦은 소변 등에 효과가 있다.

궁합이 좋아요 천문동, 맥문동
주의하세요 고열이 있는 경우, 병에 걸려 방어작용이 한창인 경우

24. 산조인

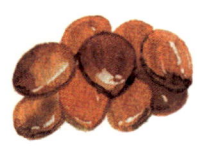

멧대추의 씨. 맛은 달고 무난한 성격. 심장을 편하게 하고 정신을 안정시키는 효능이 있어서 불면증, 가슴이 두근거리는 증상 등에 효과가 있다. 단, 불면증에는 볶아서 쓰는 편이 좋다.

주의하세요 울화병이 있는 경우, 설사가 심한 경우

약차
약초 소개

석창포의 뿌리줄기. 향이 있고 조금 따뜻한 성격. 막힌 기의 소통을 돕는 효능이 있어서 건망증, 가슴이 답답한 증상, 몸이 무겁고 저린 증상 등에 효과가 있다.

궁합이 나빠요 마황, 조청, 양고기, 철

25. 석창포

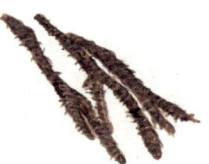

족도리풀의 뿌리. 향이 있고 따뜻한 성격. 몸의 찬 기운을 몰아내고 담을 없애는 효능이 있다. 찬바람을 맞아 생긴 감기, 두통, 비염, 관절의 통증 등에 효과가 있다.

궁합이 나빠요 황기, 산수유, 생으로 무친 나물
서로 견제해요 활석
주의하세요 기운이 허해서 땀이 많이 나는 경우, 혈이 허해서 두통이 생긴 경우

26. 세신

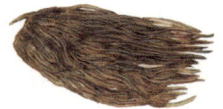

차조기의 잎. 향이 있고 따뜻한 성격. 기의 소통과 소화를 도우며 땀을 나게 하고, 신체 표면의 찬 기운을 몰아내는 효능이 있다. 또한 생선과 게의 독을 해독하는 효능도 있다.

궁합이 좋아요 진피, 사인, 곽향, 오약, 향부자, 마황, 당귀, 천궁, 모과, 후박, 지각, 길경, 행인, 나복자
주의하세요 열병에 걸린 경우, 몸이 너무 쇠약해진 경우

27. 소엽

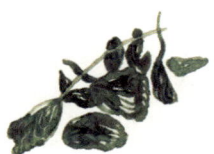

약차
약초 소개

28. 숙지황

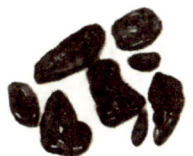

지황의 뿌리줄기를 여러 번 찌고 말린 것. 맛은 달고 조금 따뜻한 성격. 신장과 정혈을 보하는 효능이 있어서 허리와 무릎이 약한 증상, 월경불순, 소갈증, 잦은 소변, 눈과 귀가 어두운 증상 등에 효과가 있다.

궁합이 좋아요 인삼, 황기, 백출, 당귀, 천궁, 맥문동, 술
궁합이 나빠요 무 날것, 파뿌리, 해백, 철, 구리
주의하세요 평소 잘 체하거나 변이 무른 경우

29. 시호

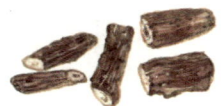

시호의 뿌리. 맛은 쓰고 서늘한 성격. 간의 열을 내리고 울체된 기운을 풀어주는 효능이 있어 갱년기장애나 가슴과 옆구리가 답답한 증상, 두통, 귀가 울고 눈이 어지러운 증상, 월경불순 등에 효과가 있다. 또한 기운을 올려주는 효능이 있어 탈항이나 자궁 하수 등에 쓰이기도 한다.

궁합이 좋아요 반하
궁합이 나빠요 구리, 철
주의하세요 몸이 약해져서 추위를 타는 경우, 고혈압 환자

30. 신이화

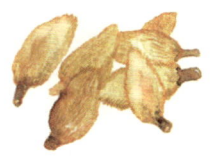

자목련의 꽃봉오리. 향이 있고 따뜻한 성격. 두통과 콧물, 코막힘, 치통 등에 효과가 있다.

궁합이 좋아요 천궁
서로 견제해요 석창포, 포황, 황련, 석고
주의하세요 진액이 부족해서 몸속에 열이 있는 경우

약차
약초 소개

오미자의 열매. 맛은 새콤하고 따뜻한 성격. 폐와 신장을 보하고 진액을 보충하며 땀을 그치게 하는 효능이 있다. 오래된 기침, 입마름과 갈증, 만성피로, 과도한 땀 등에 효과가 있다.

31. 오미자

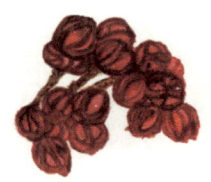

쇠무릎의 뿌리. 맛은 새콤달콤 씁쓸하고 무난한 성격. 술에 적신 후에 쪄서 쓰면 간장과 신장을 보해서 뼈와 근육이 튼튼해지는 효능이 있다. 날것으로 쓰면 어혈을 푸는 효능이 있다.

궁합이 나빠요 쇠고기, 거북이 껍질
주의하세요 위장이 약해서 설사를 하는 경우, 생리량이 많은 경우, 임신한 경우

32. 우슬

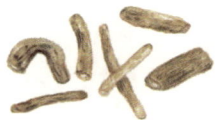

육계나무 줄기의 껍질. 향이 있고 맛은 달며 뜨거운 성격. 속을 따뜻하게 하고 찬 기운을 몰아내는 효능이 있다. 손발이 차고 맥이 약한 증상, 배가 차가워져서 생기는 복통, 무릎과 허리가 시리고 아픈 증상에 효과가 있다.

주의하세요 몸에 허열이 있는 경우, 임신한 경우

33. 육계

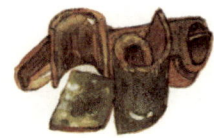

약차
약초 소개

34. 의이인

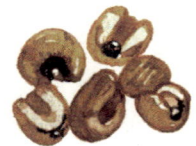

율무의 씨앗. 맛은 담담하면서 달콤하고 서늘한 성격. 비장과 폐를 좋게 하고 몸의 습을 제거하며 열을 내리는 효능이 있다. 부종, 몸이 당기고 저리면서 아픈 증상, 설사 등에 효과가 있다. 체내 노폐물을 제거하는 효능도 있다.

주의하세요 변비가 있는 경우, 임신한 경우

35. 인삼

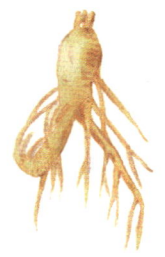

인삼의 뿌리. 맛은 달콤 쌉싸래하고 따뜻한 성격. 원기를 보하고 진액을 생기게 하며 정신을 안정시키는 효능이 있다. 만성피로, 식욕부진, 설사, 성욕 감퇴, 잦은 소변 등 몸이 허해서 생기는 증상에 고루 효과가 있다.

궁합이 좋아요 복령, 승마, 맥문동, 건강, 황기, 감초, 진피
궁합이 나빠요 여로, 철
서로 견제해줘요 검은콩, 오령지, 자석영
주의하세요 고열이 있는 경우, 한창 병을 앓고 있는 경우, 가슴이 답답하고 아픈 경우, 기생충이 있는 경우

36. 작약

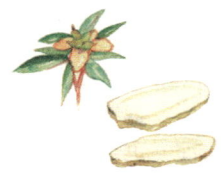

함박꽃의 뿌리. 맛은 새콤하고 서늘한 성격. 혈의 흐름을 좋게 하고 어혈을 제거하며 월경불순 등에 효과가 있다. 간에 들어가 혈을 자양하고 근육의 불필요한 긴장을 풀어주는 효능이 있어서 근육통이나 긴장성 복통 등에 효과가 있다.

궁합이 좋아요 백출, 천궁, 인삼
궁합이 나빠요 석곡, 망초
주의하세요 배가 차고 허해서 복통과 설사를 앓는 경우

약차
약초 소개

헛개나무 열매. 맛은 새콤달콤하고 무난한 성격. 술독을 풀고 갈증을 그치게 하며 대소변이 잘 나오게 한다.

주의하세요 속이 차고 위장 기능이 약한 경우

37. 지구자

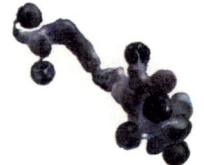

탱자나무의 덜 익은 열매. 맛은 쓰고 차가운 성격. 뭉친 것을 풀어헤치고 소화를 돕는 효능이 있어서 배가 더부룩한 증상, 체하거나 소화를 잘되지 않는 증상에 효과가 있다. 오래 묵은 것일수록 효과가 좋다.

주의하세요 비위가 허약한 경우, 임신한 경우

38. 지실

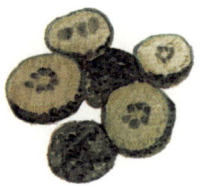

잘 익은 귤의 껍질. 향이 있으며 맛은 쓰고 따뜻한 성격. 비장을 좋게 하고 기의 순환을 도우며 담을 없애는 효능이 있다. 소화가 잘 안 되는 증상, 식욕부진, 구토, 딸꾹질 등의 증상에 효과가 있다. 또한 생선과 게의 독을 해독하는 효능도 있다.

주의하세요 기운이 너무 허약해진 경우, 마른 기침을 하는 경우, 피를 토하는 경우

39. 진피

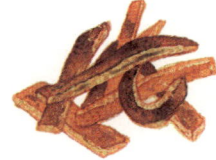

약차
약초 소개

40. 천궁

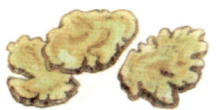

천궁의 뿌리줄기. 향이 있고 따뜻한 성격. 울체된 기를 풀고 혈액 순환을 잘되게 하는 효능이 있어 두통, 월경불순, 산후 어혈의 제거에 효과가 있다.

궁합이 좋아요 백지
서로 견제해줘요 황기, 황련
주의하세요 천궁만 장기간 지속적으로 복용하는 경우, 기운이 허한 경우, 몸에 진액이 부족해서 열이 위로 오르는 경우

41. 천문동

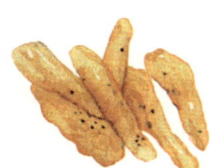

부지깽이나물의 덩이뿌리. 맛은 달콤 쌉싸래하고 차가운 성격. 폐를 촉촉하게 하고 열을 내리는 작용이 있어서 몸이 붓고 아픈 증상, 소갈증, 변비, 기침, 진액이 부족해서 생기는 열에 효과가 있다.

궁합이 좋아요 지황, 패모
주의하세요 몸이 허하고 차가워서 설사하는 경우, 급성 감기로 인해 기침하는 경우

42. 치자

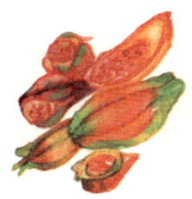

치자나무의 열매. 맛은 쓰고 차가운 성격. 열을 내리는 효능이 있어 열병, 가슴이 답답하고 열이 나는 듯한 증상, 불면증, 소갈증, 결막염 등에 효과가 있다.

주의하세요 위장이 약해서 변이 묽은 경우

43. 하수오

하수오의 덩이뿌리. 맛은 좀 떫으면서 달콤 쌉싸래하고 약간 따뜻한 성격. 간장과 신장을 보하고 자양강장 효능이 있어 모발의 노화, 빈혈로 인한 어지러움, 허리와 무릎 통증 등에 효과가 있다.

궁합이 좋아요 복령
궁합이 나빠요 돼지고기, 양고기, 파, 마늘, 무, 철
주의하세요 변이 무르거나 체액순환이 정체된 경우

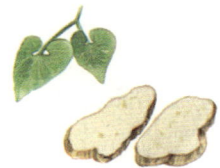

44. 향부자

향부자의 뿌리줄기. 향이 있고 맛은 달콤 쌉싸래하며 무난한 성격. 울체된 기의 순환을 풀고 통증을 그치게 하며 월경을 조절하는 효능이 있다. 기가 울체되어 생기는 다양한 증상들과 여러 가지 여성질환에 효과가 있다.

궁합이 좋아요 식초, 천궁, 창출
궁합이 나빠요 철
주의하세요 기운이 허한 경우, 진액이 부족해서 몸속에 열이 생긴 경우

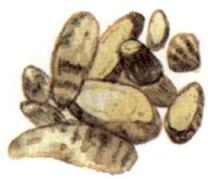

45. 황금

황금의 뿌리. 맛은 쓰고 차가운 성격. 습과 열을 제거하며 열로 인한 갈증, 염증성 설사, 황달, 눈병 등에 효과가 있다.

궁합이 좋아요 산수유, 용골
서로 견제해줘요 목단피
주의하세요 배가 차고 위장이 약해서 복통과 설사를 앓는 경우, 몸에 진액이 부족해서 허열이 생긴 경우

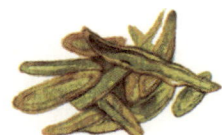

약차
약초 소개

46. 황기

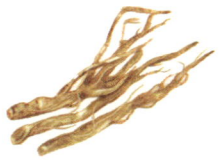

황기의 뿌리. 맛은 달고 약간 따뜻한 성격. 기운을 보하고 염증을 다스리며 새살이 돋아나는 것을 돕는 효능이 있다. 다한증, 종기, 만성피로, 설사, 탈항 등에 효과가 있다.

궁합이 좋아요 복령, 방풍
궁합이 나빠요 거북이의 배딱지, 백선피
주의하세요 한창 병을 앓고 있는 경우, 진액이 부족해서 비정상적인 기능항진이 생긴 경우

47. 황련

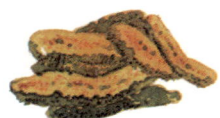

황련의 뿌리줄기. 맛은 쓰고 차가운 성격. 열을 내리고 습을 제거하며 해독하는 효능이 있다. 유행성 열병, 속이 메슥거리고 토하는 증상, 열을 동반한 복통과 설사, 소갈증, 눈병, 구내염, 화상 등에 효과가 있다.

궁합이 좋아요 황금, 용골
궁합이 나빠요 돼지고기, 국화, 현삼, 백강잠, 백선피
서로 견제해줘요 관동화, 우슬
주의하세요 진액이 부족해서 허열이 생긴 경우, 위가 약해서 구토, 메스꺼움, 설사를 하는 경우

48. 후박

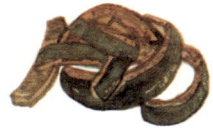

후박나무의 껍질. 향이 있고 맛은 쓰며 따뜻한 성격. 속을 따뜻하게 하고 위를 좋게 하며 습과 담을 없애는 효능이 있다. 배가 더부룩한 증상, 소화불량, 구토 등에 효과가 있다.

궁합이 좋아요 건강 **궁합이 나빠요** 택사, 콩
주의하세요 임신한 경우

5장
일상다반사 클리닉

100년 가까이 살아가면서 아무런 고통도 겪지 않고
완벽한 건강을 유지한다는 것이
현실성 없는 불가능한 일이 아닐까요?
오히려 지금 느끼는 불편이 어디에서 왔고
어디로 가는지 전체적인 관점에서 바라보는 것은
병의 치료와 건강의 관리에 있어 매우 중요합니다.

건강하고 싶은
나를 위해

제가 일하고 있는 진료실에는 다양한 증상을 가진 분들이 찾아오십니다. 연령대도 다양해서 이제 막 걷기 시작한 아이를 팔순 할아버지가 안고 함께 상담을 받는 경우도 있지요. 바쁘게 상담을 마치고 가만히 그 시간을 떠올려보면 '나는 한의학을 통해 참 많은 분들 그리고 그분들이 경험한 세상과도 만나고 있구나…' 생각하곤 합니다. 그렇게 만난 분들과 이야기를 나누고 치료를 하면서 느낀 점은 병이란, 사람이 아프다는 것이란 어쩌면 아주 자연스러운 현상일 수 있다는 것이지요.

    세계 최고의 운동선수들도 가끔은 실수를 저지르는데, 우리가 100년 가까이 살아가면서 아무런 고통을 겪지 않고 완벽한 건강을 유지한다는 것이 오히려 현실성 없는 불가능한 일이 아닐까요? 물론 생명을 위협할 정도의 중병은 걸리지 않는 것이 좋겠지만 어느 정도의 병은 내가 보듬고 살아가야 할 문제로 인정하고, 오히려 그 병을 통해 자신을 한번쯤 점검해보면 좋겠습니다.

또한 어떠한 불편한 증상이 있을 때 내 몸과 마음을 전체적으로 살피는 것이 좋습니다. 우리 몸이 정상적인 기능을 유지하는 것은, 정말 흉내 낼 수 없을 정도로 정교하게 몸의 모든 부분이, 몸속에서 공생하는 미생물까지도 유기적으로 협력하고 있기 때문입니다. 그러므로 지금 느끼는 불편이 어디에서 왔고 어디로 가는지 전체적인 관점에서 바라보는 것은 병의 치료와 건강의 관리에 있어 매우 중요합니다. 건강에 있어서도 숲과 나무를 동시에 볼 수 있는 지혜가 필요한 것이지요.

지금부터 우리가 살아가면서 일상적으로 부딪치게 되는 건강 문제들에 대해서 이야기하려고 합니다. 많은 분들이 흔히 겪는 일이지만 드러난 증상의 이면에는 늘 한 사람의 인생이 자리잡고 있으므로 그 모든 것을 말하기란 불가능합니다. 그래도 늘 핵심은 있기 마련. 가장 중요하다고 생각되는 원인과 생활 속에서 쉽게 실천할 수 있는 방법들을 통해 일상다반사로 겪게 되는 문제들에 대한 해법을 찾을 수 있을 것입니다.

머리

두통

　두통을 일으키는 원인은 너무나 다양하지만 가장 흔한 것은 신체적·정신적 피로와 스트레스에 의한 긴장성 두통입니다. 살면서 스트레스를 안 받을 수는 없지만, 스트레스의 정도나 누적된 양이 감당할 수 있는 수준을 벗어나면 문제가 생기는 것이지요. 피곤하거나 긴장을 하면 목이나 어깨가 뻐근해져서 나도 모르게 주무르게 되는데, 긴장성 두통도 마찬가지입니다. '잘 통하면 안 아프고 통하지 않으면 아프다'라는 말처럼 머리 쪽으로의 기혈순환이 잘되지 않기 때문에 잘 통하게 해달라는 신호(통증)를 우리 몸이 보내는 것이지요.

　두통이 있을 때는 목덜미에 가볍게 얼음찜질을 하든가 족욕을 해서 긴장을 풀어주고, 위로 쏠린 기운을 아래로 내려주어 급한 불을 꺼야 합니다. 앞에서 말한 것을 사무실에서 하기 어렵다면 열 손가락 끝을 꾹 누르거나 발바닥을 꾹 누르는 것도 한 가지 방법이 될 수 있습니다. 담배, 술, 카페인 및 너무 기름지거나 자극이 강한 음식은 피하고, 걷기 같은 하체운동과 충분한 휴식은 기본입니다.

> **약차 ❶** 향부자 4그램, 복령 4그램, 감초 2그램, 치자 약간
> **❷** 감국 4그램, 감초 2그램
> **지압** 눈꼬리 옆의 오목한 부위와 목덜미, 어깨 주위를 고루 눌러주면 머리로 가는 기혈의 순환이 좋아집니다.

어지러움과 구토

어지러움과 구토 증상이 있을 때, 심한 경우는 뇌압이 상승하는 뇌졸중 또는 귀와 소뇌 같은 평형기관에 기질적인 문제가 있는 것입니다. 증상이 극심하고 신체의 마비 등이 동반된다면 응급의료기관을 찾아야 합니다.

최근에는 이런 증상으로 내원했다가 귀의 평형기관에 기능적인 이상이 생겼다는 진단을 받는 분들이 많습니다. 대부분이 과로와 스트레스가 누적된 경우인데, 이때는 휴식과 함께 적절한 치료를 받으면 회복할 수 있습니다.

한의학에서는 어지러움의 원인을 다양하게 설명하고 있습니다. 그리고 그중에서는 담훈(痰暈)이 구토를 동반합니다. '담'이란 넓게 보면 몸속에서 체액의 순환이 정체된 상태라고도 볼 수 있습니다. 이러한 담이 기혈의 순환을 방해하면 구토 증세와 함께 어지럽고, 때로는 머리가 무겁

게 느껴져서 고개를 들지 못하거나 가슴이 두근거리기도 합니다. 또한 이런 증상을 겪는 분들은 위장 기능이 좋지 않고 피로가 누적된 경우가 많지요. 그러므로 우선 충분한 휴식 및 영양 섭취와 함께 차갑고 기름진 음식, 술, 카페인을 피해야 합니다. 그리고 가벼운 유산소 운동을 통해 피로를 회복하고 위장 기능을 개선하는 것이 좋습니다. 그래도 증상이 반복된다면 적절한 진단과 치료를 받는 것이 좋습니다.

약차 백출 4그램, 복령 4그램, 천궁 2그램, 방풍 2그램
지압 발바닥의 아치형으로 휜 부분인 족궁(足弓)과 손목의 안쪽 주름에서 약 4~5센티미터 위에 있는 내관혈 주위를 눌러주면 체액순환과 위장 기능 개선에 도움이 됩니다.

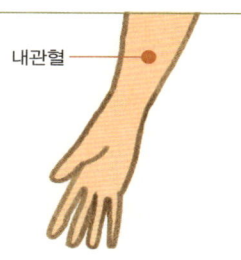
내관혈

빈혈

흔히 자꾸 피곤하고 앉았다 일어설 때 어지러우며 힘이 없으면 빈혈이 있다고 하는데, 실제 빈혈은 혈액 속 적혈구나 헤모글로빈 수가 감소한 경우를 말합니다. 빈혈의 가장 일반적인 원인은 철분 섭취 부족과 흡수 부진 혹은 호르몬의 불균형이나 출혈 등에 의한 몸속 철분의 결핍으로 알려져 있습니다. 따라서 빈혈이 의심된다면 한번쯤 혈액검사를 받아봐야 합니다.

한의학에서는 빈혈을 '혈이 허해졌다'고 표현하는데, 혈이 허해지면 얼굴에 핏기가 없어지고 입술이 창백해지며 자주 어지러움을 느낍니

다. 또한 손발이 저리거나 쥐가 잘 나며, 손톱이 거칠어지고 머리칼의 윤기가 없어지는 증상이 나타납니다. 여성의 경우 생리혈이 줄거나 생리를 한두 달씩 건너뛰기도 합니다. 이런 증상이 있을 때는 혈을 보하는 약재와 함께 소화 및 흡수를 돕고 몸의 활력을 북돋는 약재를 써서 몸을 회복시켜야 합니다.

빈혈이 있다면 우선 다른 질병이 없는지를 확인하고, 충분한 영양을 섭취하는 것이 좋습니다. 통곡물 및 채소와 과일을 충분히 먹어야 합니다. 반면에 유제품이나 설탕이 많이 들어간 식품, 맥주, 커피, 녹차는 철의 흡수를 방해하므로 삼가는 것이 좋고, 견과류와 초콜릿은 너무 많이 먹지 않는 것이 좋습니다.

빈혈은 그 자체가 질병이라기보다는 몸의 이상이 빈혈이라는 형태로 나타난 것입니다. 따라서 드러난 수치를 조정하는 것도 중요하지만 전체적인 건강의 관점에서 생활을 점검하고 몸과 마음을 돌보는 것이 더 중요합니다.

> **약차 ❶** 황기 4그램, 당귀 2그램
> **❷** 숙지황 4그램, 당귀 4그램, 천궁 4그램, 작약 4그램

이목구비

안구 건조 및 통증

눈이 자꾸만 건조하고 통증이 있다는 것은 그만큼 눈에 피로가 누적되었다는 말이고, 휴식이 필요하다는 신호입니다. 특히 장시간에 걸친 컴퓨터 사용은 눈의 피로와 함께 우리 몸을 건조하게 만들어서 더욱 안 좋은 영향을 줍니다.

한의학은 눈을 간장에 배속시킵니다. 눈이 건조하고 통증이 있는 것은 눈으로 가는 기혈의 양이 부족해서 쓸데없는 열이 발생했기 때문이라고 봅니다. 마치 냉각수가 부족한 자동차 엔진이 과열되는 것처럼 말이지요. 이런 현상은 눈으로 보낼 기혈의 양이 부족하거나 그 통로가 좁아져서 공급이 원활하지 못할 때 발생합니다.

따라서 자꾸 이런 증상이 반복된다면 일단은 눈을 좀 쉬게 해주어야 합니다. 문서나 모니터를 보는 것처럼 가까운 곳에 시선을 고정한 채 일한다면 가끔은 눈을 감고 몇 분이라도 쉬거나 먼 풍경을 바라보는 것이 좋습니다. 또한 걷기나 족욕, 반신욕을 통해 위로 쏠린 기운의 균형을 잡아주고 전체적인 순환을 개선하는 것도 도움이 됩니다. 손바닥을 뜨겁게 비벼서 눈에 가만히 대주는 방법은 눈의 피로 회복에 도움이 되고, 차가운 티백이나 오이를 10분 정도 눈 위에 올려두는 식의 찬찜질도 건조하거나 아픈 증상을 진정시키는 데 좋습니다.

> **약차** 구기자 4그램, 방풍 2그램, 감국 2그램
> **지압** 목덜미와 어깨 주위 그리고 눈 주위를 고루 눌러주면 눈의 피로 회복에 도움이 됩니다.

비염

우리는 코를 통해 숨을 쉬는데, 공기가 코를 통과하면서 온도와 습도가 조절되고 이물질은 걸러집니다. 이 공기는 코를 지나 부비동(副鼻洞)이라고 불리는 공기가 들어 있는 공간을 지나는데, 이 부비동이 폐를 감염에서 보호하는 방어선 역할을 합니다. 따라서 비염은 정도의 차이는 있어도 우리 몸이 더 큰 문제를 막기 위해 전투를 벌이는 중이라는 시점에서 접근해야 합니다. 이 전투가 짧게 끝나면 좋은데 오래 지속되어 만성이 되면 비염 자체로 인해 겪는 불편이 커집니다. 열, 콧물, 코막힘, 재채기가 끊이지 않고 냄새와 맛도 잘 모르게 되지요. 콧속에서 공기의 통과가 방해를 받으므로 두통이나 집중력 저하도 생겨 삶의 질마저 떨어집니다.

일시적인 비염이라면 치료할 때 염증을 없애는 대증(對症)적 치료도 효과적이지만, 만성이 된 경우에는 별 효과가 없거나 오히려 좋지 않은 영향을 줄 수도 있습니다. 반복되는 비염으로 고생하는 분들을 보면 몸이 과민하면서 지쳐 있는 경우가 많은데, 이럴 때는 과민한 증상의 치료와 함께 몸의 치유력 강화를 목표로 하는 요법을 적절하게 섞어서 구사해야 합니다. 전투에서 공격과 방어 두 가지 모두가 중요한 것처럼 말이죠.

먼저 식단에서 생식의 비율을 높이고 따뜻한 물을 충분히 마셔야 합니다. 대신 설탕, 유제품(유산균 제품은 제외), 짠 음식 그리고 흡연과 음주는 삼가는 것이 좋습니다. 실내를 자주 환기시키고 건조해지지 않도록 습도를 조절해야 합니다. 만약 알레르기가 있다면 그 원인은 피하는 것이 좋겠지요. 또한 규칙적인 운동을 통해서 심폐 기능을 강화해주고, 특정 시기에 비염이 발생한다면 미리 면역력을 키워놓는 것이 좋습니다.

> **약차 ❶** 황기 4그램, 백지 2그램
> **❷** 신이화 4그램, 세신 2그램
> **지압** 중지 끝 볼록한 부분으로 코 양쪽을 따뜻하게 열이 날 정도로 문지릅니다. 목과 뒤통수가 만나는 부위와 코 양쪽을 고루 누르면 코로 향하는 기혈순환이 촉진됩니다.

코피가 자주 날 때

권투를 배우거나 자주 코를 후비진 않지요? 실제로 어른보다 아이들이 코피가 자주 나는 이유가 아이들이 손가락이나 다른 물건으로 코를 자주 후벼서랍니다. 물론 코의 내부조직이 어른보다 더 얇기 때문이기도 하지만요.

우선 코피가 자주 나는 원인으로는 동맥경화나 고혈압처럼 혈관의 압력이 올라가서인 경우가 있습니다. 압력이 높으니 그것을 견디지 못한 혈관이 쉽게 터지는 것이지요. 성격이 다혈질이거나 열 받을 일이 많아서 화가 자꾸 위로만 올라가는 것도 같은 원리로 코피를 나게 합니다. 이런 경우는 뇌출혈 같은 더 큰 문제가 일어나기 전에 혈압을 낮추려는 우리 몸의 자구책으로 해석되기도 하지요. 코의 내부에 생기는 염증도 원인이 될 수 있는데, 말하자면 코가 헐어서 쉽게 피가 나는 것이지요.

한의학에서는 코피의 원인을 주로 '열'로 보고 있습니다. 체내에 과도하게 울체된 열이 위로 올라가서 코피를 나게 한다는 것이지요. 또 감기에 걸렸을 때 땀을 통해 빠져나가야 하는 열이 그러지 못한 결과, 혈액을 뜨겁게 해서 코피가 난다고 봅니다. 두 가지 경우 모두 열이 원인이기 때문에 치료할 때도 열을 식히거나 발산시키고 기의 흐름 정상화를 원칙으로 삼습니다. 물론 열을 조장하는 맵고, 뜨겁고, 자극적인 음식 및 육류와 술은 삼가야 합니다.

만약 자주 코피가 난다면 혈관의 압력을 높이고 뜨겁게 하는 '열'이 어디에서 왔는지를 살피고, 그 열을 내리려고 노력한다면 도움이 될 것입니다. 족욕과 심호흡이 열을 내리는 데 도움이 됩니다. 또한 걷기도 위로 쏠린 기운을 아래로 내려주므로 평소에 꾸준히 하는 것이 좋습니다.

> **약차** 작약 4그램, 황금 2그램
> **지압** 발바닥을 전체적으로 꾹꾹 누르면 위로 치미는 기운을 내리는 데 도움이 됩니다.

잇몸 출혈 및 통증

잇몸 출혈, 하면 학창 시절에 많이 배웠던 비타민C 결핍증인 괴혈병이 떠오릅니다. 실제 괴혈병까지는 아니더라도 비타민C의 부족은 잇몸 출혈의 원인이 될 수 있습니다. 또한 평소 과일과 채소를 먹고 있다 하더라도 과로와 스트레스 혹은 흡연 같은 요인이 있다면 과일과 채소 섭취량을 늘릴 필요가 있습니다. 또한 전체적인 영양 불균형도 원인 중 하나입니다. 특히 설탕의 과도한 섭취, 음주나 흡연, 약물의 복용, 너무 부드러운 음식을 많이 먹는 식습관 등이 안 좋은 영향을 줍니다. 칫솔질을 너무 세게 한다거나 너무 뻣뻣한 칫솔을 쓰는 것은 물론, 입으로 숨을 쉬는 습관 또한 잇몸을 건조하게 해서 출혈에 영향을 끼칩니다.

한의학에서는 잇몸을 위에 속하는 영역으로 보는데, 위와 대장의 경락이 잇몸을 지나기 때문입니다. 따라서 잇몸에서 출혈이 일어나는 것은 위와 대장에 열이 쌓여 있기 때문이라고 보지요. 이것은 앞서 이야기한 대로 식습관과 연관이 있습니다.

따라서 잇몸에서 출혈이 일어난다면 우선은 치과 진료를 통해 잇몸의 문제를 해결하고 좋지 않은 생활습관을 고치는 것이 좋습니다. 또한 평소 양치질을 할 때 손가락으로 잇몸을 부드럽게 마사지하듯 문지르거나 소금물로 입을 헹구는 것도 도움이 됩니다.

> **약차** 황기 4그램, 백지 2그램, 황금 2그램
> **지압** 입 주위를 손끝으로 가볍게 두드리면 잇몸이 건강해집니다.

소화기

소화불량

흔히 음식을 먹었는데 갑자기 명치 아래가 답답하고 소화가 안 되면 '체(滯)'했다고 합니다. 체한 것이 어떤 상태인지를 알기 위해 먼저 글자를 살펴보면, '滯'는 '막힐 체'입니다. 이 글자를 살펴보면 물(水)과 띠(帶)로 되어 있는데, 물의 흐름이 허리띠 같은 것에 의해 막혀 있는 상태를 의미합니다. 따라서 일단 체하면 이 막혀 있는 것을 뚫어야 합니다. 체했을 때 흔히 손끝을 따고 배를 문지르거나 등을 두들기는 것 등은 바로 막힌 것을 뚫기 위한 방편이지요. 그럼 무엇이 위의 운동을 가로막는 것일까요?

가장 대표적인 것은 잘못된 식습관입니다. 너무 빨리 먹거나 많이 먹으면 체하게 됩니다. 도로의 병목현상이나 명절날 고속도로의 정체를 떠올리면 쉽게 이해가 될 것입니다. 다음으로는 감정의 문제입니다. 한의학에서 위는 오행의 속성상 토(土)에 속하고, 분노를 관장하는 간은 오행상 목(木)에 속합니다. 그런데 스트레스를 받아 목의 기운이 과항진되면 토의 기운을 억누르게 됩니다. 기분 나쁜 상태에서 밥을 먹으면 잘 체하는 것은 이 때문이지요. 끝으로 소화기가 약해진 경우에 잘 체합니다. 처리능력이 떨어지므로 음식의 양이나 기분의 변화에 민감하게 반응하지요. 평소 자주 체한다면 이런 원인들을 고쳐나가야 속이 편해질 수 있습니다.

약차 백출 4그램, 지실 2그램(더부룩하면 후박 2그램, 속이 쓰리면 황련 2그램 추가)

지압 손목 안쪽 주름에서 약 4~5센티미터 위의 내관혈과 엄지와 검지 사이의 합곡혈 주위를 누르면 체증에 도움이 됩니다. 급체했을 때는 엄지손가락 끝에 있는 소상혈을 따주는 것도 좋습니다. 예방을 위해 식후에 배를 시계 방향으로 가볍게 누르듯 문지르면서 5분 정도 걷는 것도 좋습니다.

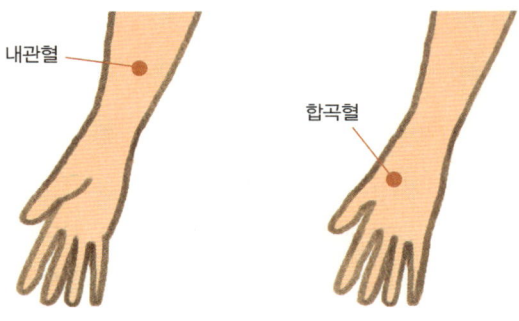

변비가 심할 때

변비는 그 자체로도 힘들지만 내보내야 할 독소들이 쌓여서 피로, 두통, 입 냄새, 소화불량 그리고 심하면 불면증과 우울증까지 일으킬 수 있습니다.

변비의 원인은 여러 가지가 있지만 가장 큰 원인은 섬유질과 수분이 부족한 식사습관입니다. 섬유질은 주로 통곡식, 과일, 채소에 많이 들어 있는데 육류나 흰 밀가루와 같은 정제식품, 과도한 설탕과 소금이 함유된 음식을 자주 먹으면 섬유질과 수분의 섭취가 모두 부족해지기 쉽습니다. 또한 장시간 앉아서 일해야만 하는 현대인의 생활습관 또한 장운동을 방해해서 변비의 원인이 됩니다. 이외에도 철분보충제, 진통제, 항우울제 같은 약물의 복용과 노화에 따른 수분 부족, 장 기능 저하 및 장에 생긴 실질적인 병도 원인이 됩니다. 또한 변비약을 습관적으로 복용한 탓에 오히려 장이 무력해진 경우도 있지요.

한의학에서는 변비의 원인을 주로 진액의 부족과 장운동의 저하로 봅니다. 평소 너무 굶거나 배부르게 먹는 습관, 맵고 뜨거운 음식을 과다하게 섭취하는 것, 과도한 노동, 스트레스, 노화 등에 의해 변비가 발생한다고 보지요. 그래서 변비 환자를 대할 때는 장을 촉촉하게 하고 열을 내려서 장운동이 원활해지도록 하는 것을 목표로 치료합니다.

그러므로 만약 변비가 심하다면 우선 먹는 음식을 조정하고 장운동에 도움이 되도록 규칙적인 유산소 운동을 하는 것이 좋습니다. 물론 발효식품이나 유산균의 섭취도 도움이 됩니다. 또한 과도하게 긴장하는 경우에는 심호흡이나 반신욕을 통해 긴장을 풀어주는 것이 좋습니다.

> **약차** 생강 8그램, 지실 4그램, 후박 4그램(대변이 딱딱하면 당귀, 우슬 각 4그램 추가)
> **지압** 배꼽 양쪽 주변을 눌렀을 때 통증이 느껴지는 부위를 손으로 풀어주면 장운동 촉진에 도움이 됩니다.

화장실을 유독 자주 갈 때

상담을 하다 보면 아침에 화장실을 2~3번씩 가거나 식사만 하면 바로 화장실에 가는 분들이 종종 있습니다. 그런 분들은 변이 가늘거나 묽고 때론 굳기도 하며 변비에 걸리기도 한다고 합니다. 잘못된 음식 섭취로 인해 일시적으로 장에 탈이 난 경우가 아니라면 이런 분들은 병원에서 '과민성대장증후군'이란 이야기를 듣게 됩니다. 말 그대로 대장이 지나치게 예민해졌다는 말이지요.

우리 몸의 소화기관은 자율신경의 지배를 받고 있는데, 이 균형이 깨지면 위장 운동에 이상이 생깁니다. 그래서 장이 예민해진 분들은 성격이 예민하거나 스트레스에 자주 노출되는 경우가 많습니다. 이외에도 장에 좋지 않은 음식의 섭취, 항생제나 제산제 혹은 변비약을 과하게 먹는 것도 장의 정상적인 기능을 막는 원인이 됩니다.

이런 증상이 있다면 가능한 육류와 유제품을 피하고 마트에서 판매하는 가공식품류도 삼가는 것이 좋습니다. 카페인과 술 그리고 담배도 좋지 않은 영향을 줍니다. 대신에 과일과 채소를 풍부하게 먹고 현미를 먹는 것이 좋습니다. 발효식품과 유산균은 장에 살고 있는 균의 균형을 회복시키므로 장 건강에 도움이 됩니다. 이외에도 팔과 다리를 움직이는 유산소 운동은 대장의 운동을 좋게 하고, 심호흡과 반신욕은 몸을 이완시켜 과민해진 장을 진정시키는 데 도움이 됩니다. 평소에 배를 따뜻하게 하고 너무 꽉 끼지 않는 옷을 입는 것도 중요합니다.

약차 곽향 4그램, 백출 4그램, 진피 4그램(속이 차면 건강 4그램, 스트레스에는 향부자 4그램 추가)
지압 손등에서 엄지와 검지 사이의 합곡혈, 팔을 굽혔을 때 팔꿈치 안쪽에 생기는 주름 끝에 있는 곡지혈 주위를 눌러주고, 배꼽 주변을 손으로 지그시 눌러주면 장 기능 회복에 도움이 됩니다.

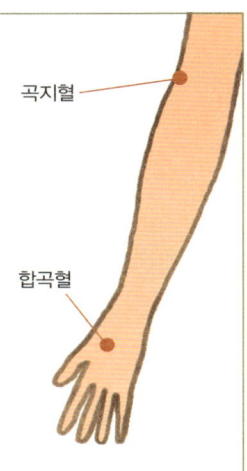

곡지혈
합곡혈

생리통

여성의 경우 남성과는 달리 몸과 마음의 문제가 자궁이나 난소, 유방, 갑상선 계통의 문제로 나타나는 경우가 많습니다. 따라서 생리통이 심하거나 반복될 때는 그 원인을 통증 부위에서만 찾지 말고 한번쯤 전체적인 생활을 점검해볼 필요가 있습니다.

생리통이 있는 분들은 어떠한 요인에 의해서든 자궁과 난소가 위치하고 있는 아랫배 쪽에 기혈순환이 정체된 경우가 많은데, 이런 상태를 '골반내울혈증후군'이라고 표현하기도 합니다. 주요 증상은 생리나 배란

기의 통증, 손발이 차가운 증상, 대하 같은 분비물 등이지요. 그리고 이러한 증상의 주된 요인으로는 과로와 스트레스에 의한 자율신경계의 불균형, 무리한 다이어트나 불규칙한 식사, 잘못된 식사로 인한 영양 부족과 불균형, 운동 부족으로 인한 기혈순환의 저하, 잘못된 산후조리와 임신중절 등으로 인한 손상을 꼽습니다.

따라서 생리통으로 고생하고 있다면 우선 몸에 필요한 영양을 고루 섭취하고 규칙적인 유산소 운동을 통해 우리 몸의 전체적인 순환을 좋게 해주어야 합니다. 과도한 카페인과 설탕의 섭취 그리고 차가운 음식을 먹는 습관은 삼가야 하고요. 좌훈이나 뜸을 이용해 차가워진 배를 따뜻하게 해주는 것도 도움이 됩니다.

여성은 남성보다 마음의 변화에 몸이 훨씬 민감하게 반응합니다. 지금 내 자궁과 난소가 나에게 무슨 말을 걸고 있는지 한번쯤 귀 기울여보세요.

약차 당귀 4그램, 천궁 4그램, 육계 2그램(스트레스가 많다면 향부자 4그램 추가)
지압 손목 안쪽 주름에서 약 4~5센티미터 위의 내관혈, 엄지발가락과 둘째 발가락 사이의 태충혈, 안쪽 복사뼈에서 7센티미터 정도 위에 있는 삼음교혈 주위를 눌러주면 아랫배의 혈액순환이 좋아집니다.

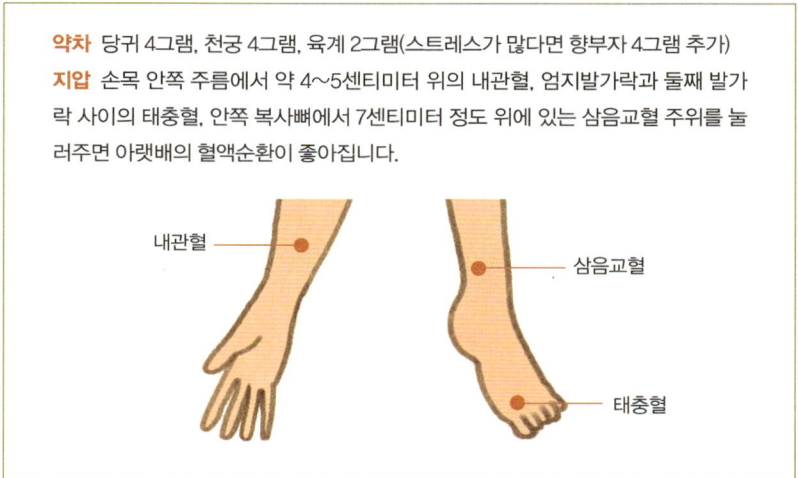

팔다리 및 목과 허리

목과 어깨의 근육 뭉침 및 통증

이 문제에 대한 답은 아마 다들 알고 계실 것입니다. 피로, 스트레스, 과도한 컴퓨터 작업. 운동 부족, 자세 불량, 반듯해지거나 틀어진 목뼈 등등. 이 중 몇 가지에 해당하시나요?

실제 진료실을 찾은 분들 중 대다수가 앞서 말한 것 중 한두 가지씩에는 해당됩니다. 말하자면 목과 어깨의 뭉침은 현대 도시인들의 생활습관이 주원인인 셈이지요. 물론 농촌이나 어촌에서 일하는 분들이나 운동선수들도 이런 증상으로 고생합니다. 다만 그런 경우는 너무 과하게 썼으니 좀 쉬게 해달라는 근육의 신호라는 점에서 의미가 다르지요.

목과 어깨의 근육이 자꾸 뭉친다면 양쪽 어깨가 균형을 이루고 있는지, 목의 만곡은 정상인지 확인해봐야 합니다. 양쪽 근육의 비대칭이 심하거나 목이 반듯해져 있는 경우에는 근육이 쉽게 뭉치기 때문입니다. 이런 경우에는 우선 맨손체조, 스트레칭, 요가 같은 운동을 통해 체형을 조정하면서 몸을 쓰는 습관을 바꿔야 합니다.

다음으로는 근육이 과하게 긴장되어 있거나 피로가 쌓이지 않았는지를 확인합니다. 특히 이 부위의 근육은 스트레스와 피로에 민감하게 반응하므로, 근육을 풀어주는 것과 함께 몸 전체의 상태를 조정해주는 것이 중요합니다.

몸을 고루 움직이며 긴장을 풀어내고, 균형 잡힌 식사를 통해 영양을 공급하는 것이 기본입니다. 여기에 목과 어깨를 풀어주며 체형을 바로 잡는 치료가 더해져야 합니다.

> **약차** ❶ 갈근 4그램, 모과 2그램, 방풍 2그램
> ❷ 작약 4그램, 진피 4그램, 모과 2그램, 육계 2그램
> **지압** 목덜미와 어깨 주위 그리고 어깨뼈 안쪽을 고루 누르세요. 주위 사람과 서로 해주면 좋습니다. 뒤로 깍지를 끼고 손을 아래로 내려서 척추를 쭉 펴주세요.

편도선염 및 기침

편도는 목 윗부분에 있는 림프조직입니다. 잘 알겠지만 림프는 우리 몸의 면역을 담당하는 기관이고요. 편도가 붓고 열이 나며 기침, 가래가 있는 증상은 몸이 한창 면역 활동을 수행 중이라는 신호지요. 편도가 잘 붓는 것은 주로 면역 체계가 완성되지 않은 어린아이에게서 나타나지만 성인에게 나타나기도 합니다. 이때는 질병에 대한 저항력이 낮아졌다는 신호일 수 있습니다.

또 한 가지는 몸속의 진액이 부족해지면서 생긴 허열이 위로 쏠리는 경우에도 편도가 부을 수 있습니다. 이 경우는 증세가 심하지는 않지만 오래 지속되고 만성적인 피로를 동반하는 경우가 많습니다. 이때는 염증을 가라앉히는 것보다 휴식과 조리를 통해 체력을 회복하는 것이 더 중요합니다.

편도나 목에 염증이 생겼을 때는 일반적인 감기에 준한 요법이 도움이 됩니다. 충분한 휴식과 영양 섭취는 기본, 실내 습도를 높여주고 따뜻한 물을 자주 마시도록 합니다. 또한 천일염이나 죽염을 물에 녹여 양치질을 하고 목에 찜질(냉온 중에 느낌이 편한 쪽으로)을 해주는 것도 도움이 됩니다.

약차 길경 4그램, 감초 2그램, 박하 약간
지압 턱 주위 및 쇄골이 흉골과 만나는 천돌혈 주위를 가볍게 풀어주면 회복에 도움이 됩니다.

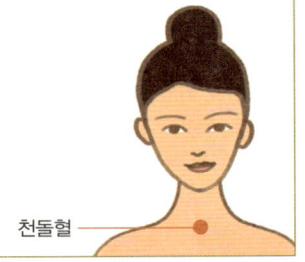

천돌혈

손발이 찰 때

손발이 찰 때는 체액순환이 활발하지 않기 때문인 경우가 많습니다. 너무 지쳐서 몸속 기운이 약해진 경우, 운동 부족 등으로 인해 심폐 기능이 저하된 경우, 부실한 영양 섭취나 찬 음식을 과도하게 먹어 비위의 기능이 저하된 경우, 과도한 긴장으로 혈액순환이 잘되지 않거나 몸에 만성 질환이 있는 경우라고 할 수 있습니다. 여성들 중에는 골반 내 혈액순환의 정체로 인해 손발이 찬 경우도 있는데 이럴 때는 생리통 같은 문제들이 동반될 수 있습니다. 본인의 손발이 차다면 이 중 무엇이 원인인지 찾아내서 그 점을 해결해야 합니다.

만약 특정한 질병이 있는 경우가 아니라면 제대로 영양을 섭취하고 규칙적인 운동을 통해 몸에 활력을 불어넣는 것이 좋습니다. 여기에 가벼운 근력 운동을 통해 근육의 양을 늘리는 것도 기초대사율을 높여 몸을 따뜻하게 해줍니다. 물론 과로 때문에 에너지가 소진된 경우라면 휴식을 통해 원기를 재충전해야 합니다.

> **약차 ❶** 백출 4그램, 건강 4그램
> **❷** 숙지황 4그램, 육계 2그램(여성은 당귀 4그램, 천궁 2그램을 추가, 스트레스가 많다면 향부자 4그램 추가)
> **지압** 손가락과 발가락 끝을 눌러주면 혈액순환에 도움이 됩니다.

손목 통증

손목 통증은 대부분 과도하게 손을 쓰는 분들에게서 나타납니다. 컴퓨터 작업을 많이 하는 분들, 공장이나 식당에서 일하는 분들에게서 많이 볼 수 있습니다. 신체의 일부분을 과도하게 쓰지만 피로를 풀어주는 것에 소홀해서 가랑비에 옷 젖듯이 피로가 누적되어 통증이 생기는 것이지요. 때론 손목을 통과하는 신경과 혈관이 눌려 손이 저리고 차가워지는 '손목터널증후군'이 나타나기도 하고요.

이런 증상이 있을 때는 손목에 휴식을 주는 것이 가장 좋지만, 직업과 관계되다 보니 그렇게 못하는 분들이 많습니다. 그래서 급한 대로 통증만 다스리다가 병을 키우기도 합니다.

우선 손목을 풀어주어야 합니다. 일하는 도중 틈틈이 양손을 깍지 끼고 천천히 크게 돌려주는 동작과 도인법의 손목 젖히기 같은 동작을 통해 손가락과 손목의 긴장과 피로를 풀어줍니다. 손을 위로 올려서 털어주는 것도 좋습니다. 또한 어깨와 목 운동 그리고 걷기 운동을 통해 체내의 전체적인 순환을 좋게 하는 것도 도움이 됩니다.

퇴근 후에 생강, 육계 같은 체액순환을 촉진하는 약재를 우린 따뜻한 물에 10여 분 정도 손목까지 담가서 피로를 풀어주면 좋습니다.

> **약차** 작약 4그램, 진피 4그램, 방풍 2그램, 육계 2그램
> **지압** 팔꿈치 아래(특히 누를 때 통증이 느껴지는 부위)와 손목 주위를 고루 눌러주면 손목 피로 회복에 도움이 됩니다.

허리 통증

요통의 원인은 우리가 생각하는 것 이상으로 다양합니다. 단순히 허리만의 문제인 경우도 있지만 몸의 다른 부분에서 생긴 문제가 허리 통증으로 나타나기도 합니다.

요통이 있다면 우선 허리를 살펴봅니다. 요추 만곡의 이상, 골반의 틀어짐, 좌우 근육의 불균형, 과도하게 긴장한 근육이나 무력해진 근육은 모두 통증을 일으킬 수 있습니다. 그리고 원인을 생각해봐야 합니다. 구부정하게 앉는 나쁜 자세, 허리를 긴장시키는 신발이나 걷는 습관, 허

리에 과도하게 힘이 들어가는 작업이나 운동 혹은 운동 부족, 한 자세로 오랫동안 일하는 습관, 너무 푹신한 잠자리, 칼슘의 부족, 스트레스 등을 그 주된 요인으로 들 수 있습니다.

일단 요통이 발생하면 물을 많이 마시는 것이 좋습니다. 근육의 통증은 탈수 현상과도 연관이 있고 물은 근육의 피로를 풀어주니까요. 갑자기 통증이 발생했다면 초기에는 얼음찜질로 진정시키고, 이틀 정도 후에 따뜻한 찜질을 하되 냉온 중 편한 쪽을 선택합니다. 잘 때는 오금에 쿠션을 대서 무릎을 살짝 굽히고 자는 게 좋고 일어날 때는 옆으로 몸을 돌려 바닥을 짚고 일어납니다. 오래 앉는 것을 피하고 앉아서 일할 때는 발 밑에 받침을 두어서 무릎을 엉덩이보다 살짝 높게 합니다. 편한 신발을 신고 무거운 물건을 들지 않는 것은 당연하지요. 통증이 완화되면 가볍게 몸을 푸는 정도의 운동을 시작하는 것이 좋습니다. 간단한 체조 등 규칙적인 운동을 통해 허리 근육을 풀어주고 튼튼하게 만들어야 합니다.

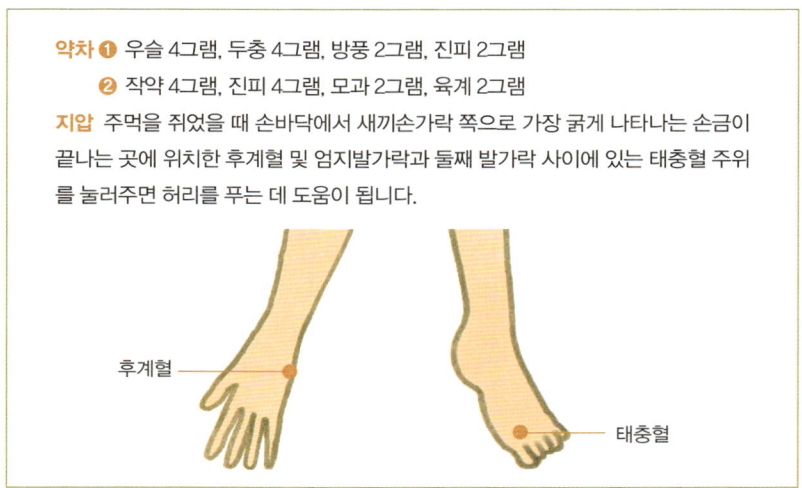

약차 ❶ 우슬 4그램, 두충 4그램, 방풍 2그램, 진피 2그램
　　　❷ 작약 4그램, 진피 4그램, 모과 2그램, 육계 2그램
지압 주먹을 쥐었을 때 손바닥에서 새끼손가락 쪽으로 가장 굵게 나타나는 손금이 끝나는 곳에 위치한 후계혈 및 엄지발가락과 둘째 발가락 사이에 있는 태충혈 주위를 눌러주면 허리를 푸는 데 도움이 됩니다.

무릎 통증

무릎을 자주 삐끗하거나 앉았다 일어설 때 아프다는 것은 무릎 주위의 근육이나 인대에 피로와 긴장이 쌓여 있다는 신호입니다. 이럴 때는 자세를 바꾸기 전에 무릎을 몇 번씩 굽혔다 폈다 하면서 미리 몸에 신호를 주거나, 무릎을 한번쯤 풀고 일어나야 일어설 때 갑작스레 발생하는 통증을 예방할 수 있습니다. 하지만 그렇게 한다고 해서 근본적인 문제가 해결된 것은 아니지요.

한의학에서는 무릎을 간과 연관시켜서 근육이나 인대의 상황이 반영되는 곳으로 보고 있습니다. 즉, 무릎이 부실하다는 것은 간의 기능이 약해졌고, 신체 전반적으로 근력이 저하되었다는 신호라고 할 수 있습니다.

그리고 무릎의 문제는 우리 몸의 체중을 짊어지는 발가락 – 발목 – 무릎 – 고관절 – 허리로 이어지는 하체 관절계의 다른 부분에 문제가 있다는 신호일 수 있습니다. 그러므로 무릎이 아플 때는 다른 관절의 이상도 확인해봐야 합니다.

무릎 통증을 느낀다면 먼저 무릎 주위와 하체의 근육을 유연하게 만들고 근력을 키워야 합니다. 통증이 미약한 경우에는 맨손체조와 스트레칭 및 일반적인 유산소 운동으로도 충분합니다.

하지만 통증이 심한 경우에는 수중에서 하는 운동이나 실내용 자전거처럼 체중 부하가 적은 운동을 가벼운 수준부터 무리하지 않는 범위에서 하는 게 좋습니다.

다른 관절에 이상이 있다면 함께 치료하고, 한쪽 무릎이 더 아프고 한쪽 신발이나 바지 끝단이 더 잘 닳는다면 골반의 균형을 바로잡아야 합니다.

약차 ❶ 우슬, 4그램, 두충 4그램, 방풍2그램, 진피 각2그램
　　　 ❷ 작약 4그램, 진피 4그램, 모과 2그램, 육계 2그램
지압 앞무릎의 슬개골 주변과 뒷무릎 부위를 고루 눌러서 풀어주면 통증 완화에 도움이 됩니다.

피부

다한증

한의학에서는 땀이 나는 것을 끓는 물의 수증기처럼 몸속의 체액에 열기가 가해져서 생기는 생명현상의 하나로 봅니다. 따라서 체질적으로 몸에 습과 열이 많은 사람들이 땀을 많이 흘립니다. 그리고 술과 기름지고 뜨거운 음식을 좋아하거나 화를 잘 내는 등 열을 조장하는 습관이 있으면 땀이 많이 납니다. 이 두 가지가 합해지면 더욱 많이 날 것이고요. 이때는 음식을 담백하게 먹고 운동을 통해 땀을 흘려 속에 쌓인 열을 배출하면 과한 땀도 줄어들고 건강에도 좋습니다.

이와 달리 땀샘을 조절하는 기능이 떨어져서 땀이 많이 나는 경우가 있는데, 한의학에서는 몸을 방어하기 위해 신체 표면을 감싸고 있는 기운이 약해지면 이런 증상이 나타난다고 봅니다. 따라서 이런 경우에는 피로를 잘 느낀다든지 감기에 잘 걸린다든지 하는 증상이 동반됩니다. 여기서 더 나아가 몸의 근본적인 생명력이 약해지면 땀이 물 흐르듯이 줄줄 흐르고 잘 그치지도 않게 됩니다. 이때는 몸의 모든 기능이 쇠약해지고, 추위를 잘 타는 등의 증상들도 나타납니다.

따라서 평소에 땀을 유난히 많이 흘린다면, 이것이 타고난 체질이나 노폐물을 배출하기 위한 생리적인 반응인지 혹은 땀을 조절하는 기능이 약해져서인지를 잘 파악해서 거기에 알맞게 몸을 다스리면 도움이 될 것입니다.

> **약차** 황기 4그램, 맥문동 4그램, 인삼 2그램, 오미자 2그램

피부 트러블(여드름, 기미, 주근깨, 아토피성 피부)

많은 분들이 피부에 생긴 문제들을 해결하기 위해 다양한 방법을 시도하지만, 그 방법이 피부에만 초점을 맞추고 있다면 실패하기 십상입니다. 한의학에서는 외부의 자극(감염, 접촉, 음식물)에 의한 경우가 아니라면 피부의 문제는 몸속의 상황이 겉으로 드러난 것으로 보는데, 주로 폐와 대장의 문제로 봅니다.

폐는 촉촉해야 제 기능을 잘 발휘하는데 진액이 부족해지면 피부가 건조해지고 가려우며 심하면 피가 나기도 합니다. 이런 경우에는 우선 차갑지 않은 물을 충분히 마셔야 합니다. 신선한 과일과 채소도 충분히 먹고, 몸속 수분을 빼앗는 주범인 담배, 카페인, 설탕, 흰 밀가루나 첨가물이 많이 들어간 음식들은 삼가야 합니다.

다음은 대장의 문제입니다. 피부 트러블이 많은 사람들 중에는 장에 독소가 많이 쌓인 경우나 장이 메마른 경우(변비를 자주 동반)가 많습니다. 독소가 땀을 통해 배출되면서 피부에 문제를 일으키는데, 이때는 피로, 소화불량, 불면증, 구취, 두통, 감정의 과민함(짜증 혹은 우울) 같은 증상이 나타나기도 합니다. 이럴 때는 장이 좋아져야 피부도 좋아지지요. 과일, 채소, 통곡물을 통해 영양과 섬유질을 충분히 섭취해주고 물도 충분히 마셔야 합니다. 대신 육류, 유제품, 커피, 술 및 설탕과 가공식품을 삼가야 하고요. 발효식품과 유산균은 장을 건강하게 해주므로 도움이 됩니다. 운동은 폐 기능을 길러주고 장을 건강하게 하므로 규칙적으로 하는 것이 좋습니다. 이외에도 여성의 경우에는 자궁과 난소의 문제 그리고 이와 관련한 호르몬 분비의 이상으로 기미나 주근깨가 잘 생기므로 이 부분도 함께 살펴주어야 합니다.

> **약차 ❶** 산약 4그램, 맥문동 2그램, 오미자 2그램
> **❷** 의이인 4그램, 창출 4그램, 복령 4그램, 진피 4그램

모발의 문제(원형 탈모, 때 이른 흰머리)

머리카락은 자연에 비유하면 나무나 풀과 같습니다. 적당한 햇빛과 바람 그리고 영양분과 수분이 있어야 나무가 잘 자라는 것처럼 머리카락도 그 환경이 중요합니다. 한의학에서는 혈이 충분하면 머리카락이 건강하고 윤기가 난다고 보는데 이것은 몸의 영양 상태가 좋아야 한다는 말입니다. 그런데 잘 먹어도 영양이 머리카락까지 전달이 잘되지 않을 수

있습니다. 주로 과로와 스트레스로 인해 말초혈관의 순환이 안 되는 경우인데, 이런 상태가 지속되면 머리카락이 가늘고 희어지거나 탈모가 발생합니다. 과도한 카페인의 섭취와 흡연 또한 같은 영향을 주지요. 여기에 헤어드라이어의 뜨거운 열이나 왁스 같은 화학물질을 쏟아붓고 모자를 자주 써서 열과 습기의 발산이 막으면 제초제를 맞은 풀처럼 머리카락은 마르고 병듭니다.

자꾸만 머리가 빠지거나 흰머리가 생긴다면 우선 영양이 풍부한 식사를 해야 합니다. 특히 과일과 채소, 통곡물을 풍부하게 먹고 수분도 충분하게 섭취해야 합니다. 또한 콩밥, 콩나물, 두부, 청국장, 두유와 같은 콩으로 된 식품도 도움이 됩니다. 대신 정제된 곡물, 과도한 흡연과 음주 그리고 설탕과 카페인의 섭취는 지양해야 합니다. 그다음에는 기혈이 두피로 잘 흐르게 해야 합니다. 가벼운 유산소 운동, 반신욕과 심호흡 같은 이완요법, 나무로 된 빗으로 머리를 자주 빗는 습관 등도 도움이 됩니다. 또한 아주 직접적인 방법으로 15분 정도 거꾸로 누워서 혈액이 머리 쪽으로 쏠리게 할 수도 있습니다. 이외에도 헤어드라이어 대신 머리카락을 가볍게 두드려서 말리는 습관과 함께 파마나 염색 등을 되도록 삼가야 합니다. 그리고 화학물질이 적은 모발관리 제품을 쓰는 것도 도움이 됩니다.

약차 하수오 4그램, 검은콩 4그램, 검은깨 4그램
지압 손끝(손톱이 아닌 볼록한 부분)으로 두피를 두드리면 좋습니다.

잘 깨지는 손톱

손톱은 피부의 연장선 위에 있지만 한의학에서는 간과 연관시켜 봅니다. 그래서 손톱이 마르고 얇아져 잘 깨진다면 한의사들은 간의 기능이 약해지고 몸속에 열이 있다고 파악하지요.

간은 혈을 저장하는 기능을 담당하는데 그 기능이 약해졌다는 것은 우리 몸의 영양 성분인 혈이 부족해졌다는 말이기도 합니다. 자양분은 줄어들고 속에 열은 쌓이니 그 위에서 자라고 있는 나무가 마르고 부러지기 쉬운 것이지요.

그렇다면 이 열은 어디에서 올까요? 음주나 흡연 등의 안 좋은 습관, 기름지고 자극적인 음식을 과도하게 먹는 식습관, 수분 부족 그리고 분노와 고민 같은 부정적 감정이 대표적인 원인입니다.

따라서 손톱이 남들보다 자주 깨진다면 일단 올바른 식사습관을 통해 충분한 영양을 공급하고 몸속에 열을 조장하는 음식은 삼가는 것이 좋습니다. 그리고 어떤 식으로든 속에 쌓인 화를 풀어내는 것이 좋습니다.

이외에도 손톱에는 우리 몸의 다양한 상태가 반영됩니다. 우선 손톱이 네모난 사람은 기질이 강하고 고혈압이 발생하기 쉬운 타입이니 뇌혈관 질환을 주의해야 합니다. 손톱을 꾹 눌렀다 떼었을 때 얼마나 빨리 붉은색이 돌아오는지 보면 혈액순환이 얼마나 잘되고 있는지를 알 수 있습니다.

또한 손톱을 옆에서 보았을 때 수저의 안쪽처럼 오목한 모양이라면 빈혈이나 저혈압의 신호일 수 있고, 반대로 볼록한 모양이라면 폐와 호흡기의 문제를 의심해봐야 합니다. 또한 위장 기능이 좋지 않거나 영양이 부족하면 손톱에 가로로 홈이 생기기도 합니다.

> **약차** 숙지황 4그램, 작약 4그램, 당귀 4그램, 천궁 4그램
> **지압** 열 손가락 끝을 꾹 누르면 도움이 됩니다.

마음

무기력증

누구나 살다 보면 지칠 때가 있습니다. 그럴 때는 일상의 짐을 내려놓고 좀 쉬세요. 그래도 괜찮습니다. 가능하다면 일도 좀 줄이고 친구나 가족에게 쓰던 에너지를 오롯이 자신을 위해 쓰세요. 전세금 빼서 세계일주를 떠나지는 못하더라도 홀로 떠나는 소박하고 작은 여행을 통해 자신을 재충전해보는 겁니다. 물론 이렇게 한다고 나를 둘러싼 현실이 바뀌지는 않지만 그래도 약간의 용기와 힘이 생길 것입니다.

그런데 삶의 문제가 아니라 몸이 지쳐도 이런 증상이 나타날 수 있습니다. 한의학에서는 이런 무기력을 비장(脾臟)의 기운이 약해져서 생기는 증상이라고 봅니다. 입맛도 없고 몸은 탁 풀려서 아무것도 하기 싫고 귀찮기만 하죠. 물론 만성적인 피로는 달고 삽니다. 부실한 식사, 입을 자극하는 음식들, 너무나 많은 생각과 고민, 몸을 쓰지 않는 생활습관 등이 그 원인이지요. 이런 경우라면 그 해답은 간단하겠지요? 생활습관을 점검해서 나를 지치게 만드는 것들을 덜어내면 됩니다.

인생의 고단함과 나를 지치게 하는 습관으로부터 벗어나는 핵심 키워드는 '나를 사랑하는 것'임을 잊지 마시고요.

> **약차** 인삼 4그램, 복령 4그램, 백출 4그램, 감초 4그램

우울증

일 년 내내 맑은 날씨가 지속되지 않는 것처럼 우리의 삶에도 기쁜 순간이 있는가 하면 슬프고 우울한 날도 있습니다. 그런 의미에서 정도의 차이는 있어도 모든 사람은 우울증을 앓고 있다고 생각합니다. 하지만 우울함이 오래도록 지속되거나 일상생활에 불편함을 느낄 정도라면 방치하기보다는 치유법을 찾아야 합니다.

우울증의 원인은 아직까지 명확하지 않지만 긴장과 스트레스, 충격적인 사건, 영양의 부족과 불균형, 저혈당, 알레르기, 특정한 신체적 질병에 의해 유발된다고 합니다. 말하자면 감당하기 힘든 몸과 마음의 모든 상태가 원인이 될 수 있습니다.

한의학에서는 우울한 감정이 폐와 연관되어 있어서 우울증이 심하면 폐가 상한다고 봅니다. 또한 걱정거리가 많으면 기의 흐름이 아래로 가라앉고 막혀서 병이 생긴다고 하지요. 그러므로 일단 우울증이 있다면 막힌 흐름을 통하게 하고 폐의 기운을 길러주는 것이 좋습니다. 막힌

흐름을 뚫기 위한 방법으로는 '웃음'이 특효약인데, 이것을 '기쁨으로써 우울함을 이겨낸다'라고 표현합니다. 혼자 있기보다는 함께 있으면 즐거운 사람을 만나고, 웃기는 영화나 방송을 보는 것도 도움이 됩니다. 또는 골똘히 생각해서 우울함의 원인을 찾은 다음, 파헤쳐 풀어버릴 수도 있습니다. 유산소 운동을 통해서 폐의 기운을 강화하는 것은 스트레스 해소는 물론 우울함을 떨치는 데 도움이 됩니다. 식사를 할 때는 밀을 제외한 통곡물, 과일, 채소, 견과류를 먹으며 충분한 영양을 섭취하고, 대신 기름기가 많은 음식, 설탕, 술, 카페인은 삼가는 것이 좋습니다. 또한 햇빛을 충분히 쬐는 것도 우울함을 몰아내는 데 도움이 됩니다.

> **약차** ❶ 향부자 4그램, 복령 4그램, 감초 2그램
> ❷ 맥문동 4그램, 인삼 2그램, 오미자 2그램

분노 조절이 안 될 때

우선은 분노를 '조절해야 하는 그 무엇'이라 생각하는 사고방식을 바꾸는 게 좋겠습니다. 몸에 나타나는 증상도 그렇지만 우리가 느끼는 감정은 지금 처한 상황에 대한 자연스러운 반응이라고 봐야 합니다. 그런데 만약 감정을 '완벽하게 조절해야 하는 그 무엇'이라는 식으로 부정하면 우리 몸과 마음은 일종의 투쟁 상태에 빠집니다. 이렇게 되면 그것 자체가 부메랑이 되어 다시 우리를 괴롭히게 되지요. 또한 분노가 꼭 나쁜 것도 아닙니다. 분노는 아직 나에게 녹록지 않은 어떤 상황을 헤쳐나갈 수 있는 충분한 에너지가 남아 있다는 신호이기도 합니다.

그러므로 일단 분노를 느끼는 자신을 긍정적으로 보는 것이 중요합니다. 그리고 한 가지 더한다면 툭하면 화를 내는 것도 일종의 습관이라는 것입니다. 이 성난 황소 같은 감정을 잘 길들이기 위한 과정이 내게 주어진 즐거운 숙제라고 생각해보면 조금은 편해질 것입니다.

물론 화가 너무 과하면 본인과 주변 사람이 모두 힘들겠지요. 화를 내는 것이 습관이 되었다면 평소에 심호흡이나 반신욕 그리고 가벼운 산책을 통해 몸의 긴장을 풀고 기운을 아래로 내리는 훈련을 해보세요. 또한 육류나 자극적인 음식, 술이나 카페인처럼 화를 돋우는 음식보다 채식 위주의 담백한 음식을 먹는 것이 좋습니다.

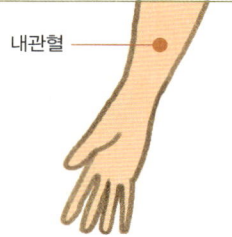

약차 ❶ 향부자 4그램, 복령 4그램, 감초 2그램, 치자 약간
　　　❷ 감국 4그램, 황금 2그램, 감초 2그램
지압 안쪽 손목주름에서 4~5센티미터 위의 내관혈 주위와 발바닥, 손끝을 꾹 누르면 과도한 분노를 가라앉히는 데 도움이 됩니다.

내관혈

불면증

흔히 잠이 잘 안 오고 자다가 자주 깨는 수면장애가 있으면 정신적인 스트레스를 원인으로 생각합니다. 하지만 불면증은 이런 정신적인 문제뿐만 아니라 관절의 통증, 갑상선과 같은 내분비계의 불균형, 소화불량, 카페인의 섭취, 항우울제나 혈압약 같은 약물의 복용, 칼슘과 마그네슘 부족 같은 영양의 불균형에 의해서도 유발됩니다. 말하자면 깊이 푹 잘 잔다는 것은 몸과 마음이 모두 어느 정도 편안하다는 증거인 셈이지요.

한의학에서는 많은 생각과 고민, 불필요한 화, 소화불량, 몸의 피로를 불면의 주된 원인으로 봅니다. 그래서 불면증 환자를 치료할 때는 심장과 비장을 편안하게 하고 기의 순환을 원활하게 하는 것으로 숙면을 유도하지요.

불면증이 있다면 우선 불필요한 몸의 긴장을 풀어주는 게 좋습니다. 흡연이나 음주 그리고 카페인의 섭취를 피하고 밤늦게 음식을 먹는 것도 삼가도록 합니다. 대신 따뜻한 물을 마시면서 족욕이나 반신욕을 해주면 좋습니다. 일기를 쓰거나 10분 정도 가만히 눈을 감고 앉아 심호흡을 하면서 머릿속 생각들을 정리하는 것도 잠드는 데 도움이 됩니다.

낮 동안에 충분히 햇볕을 쬐고, 침실에 빛이 새어 들어오지 않도록 어둡게 하는 것도 숙면에 중요하지요. 여기에 한 가지 더한다면 정신노동을 하는 사람은 퇴근 후에 몸을 쓰는 운동을, 육체노동을 하는 사람이라면 퇴근 후에 독서 등을 하며 신체와 정신의 균형을 잡는 것도 불면증 개선에 도움이 됩니다.

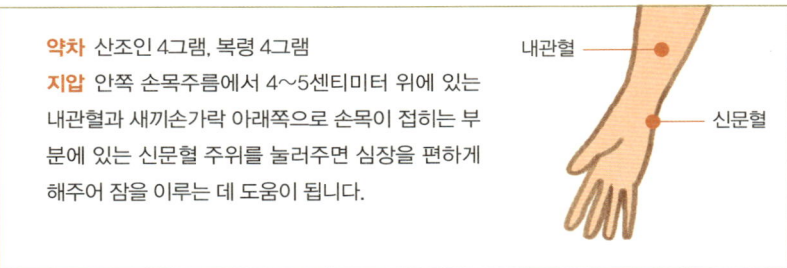

약차 산조인 4그램, 복령 4그램
지압 안쪽 손목주름에서 4~5센티미터 위에 있는 내관혈과 새끼손가락 아래쪽으로 손목이 접히는 부분에 있는 신문혈 주위를 눌러주면 심장을 편하게 해주어 잠을 이루는 데 도움이 됩니다.

기타 질환

몸살 기운이 있을 때

몸살기가 있을 때 자신이 어땠는지 한번 기억을 더듬어보세요. 아마 대부분 몸살이 날 즈음에는 몸이나 마음에 상당한 피로가 쌓여 있었을 것입니다. 실제로도 감기 바이러스는 늘 주위에 있지만 감기에 걸리고 몸살이 나는 것은 그 당시에 우리 몸의 방어력이 떨어졌기 때문입니다.

그런데 몸살에 대해서 조금 다르게 해석하는 경우도 있습니다. 누적된 노폐물들을 처리하기 위해서 우리 몸이 스스로 감기 바이러스를 몸속으로 끌어들여 한번쯤 호되게 앓으면서 대청소를 한다는 것이지요. 며칠 몸살을 앓고 나면 뭔가 몸이 가뿐해졌음을 느끼는데, 바로 열과 땀을 통해 일상적으로 처리하기 힘들었던 내부의 독소들이 정화되었기 때문입니다. 이런 관점에서 보면 '몸살'이라는 단어가 참으로 적절하다고 할 수 있습니다. '우리 몸이 스스로를 살리기 위해 벌이는 한판 승부'인 셈이지요.

따라서 몸살이 나는 것을 꼭 나쁘게만 생각할 필요는 없습니다. 오히려 몸의 반응을 도와주고 적당히 앓으면서 자신의 몸과 마음을 점검하는 기회로 삼는 것이 좋습니다. 우선 몸살기가 있으면 육류나 기름진 음식을 삼가고, 되도록 소화하기 쉬운 담백한 음식을 먹어서 소화에 너무 많은 에너지를 쏟지 않는 것이 좋습니다. 또한 따뜻한 물이나 차를 통해 수분을 충분히 섭취하는 것이 좋고 몸을 따뜻하게 해주어야 합니다.

우리 몸은 늘 건강을 유지하기 위해 애쓰고 있습니다. 그러므로 때로는 당장의 불편함을 억누르기보다 몸에서 일어나는 반응을 따르고 도와주는 것이 최선의 해결책일 수 있습니다.

> **약차** 생강 8그램, 작약 4그램, 육계 4그램, 감초 2그램

만성피로

한의학에서는 만성피로를 노권(勞倦) 혹은 허로(虛勞)라고 표현합니다. 노권은 말 그대로 피곤하다는 의미인데 감정의 균형이 깨지고 생활에 절도가 없어 비장이 약해지는 것을 그 원인으로 봅니다. 미열이 나고 힘이 없어져 조금 움직여도 숨이 차고, 말하기가 귀찮아지며, 땀이 잘 나고, 가슴이 답답하고 불안한 증상이 생깁니다.

허로는 노권보다 조금 더 중한 상태로 우리가 흔히 '몸이 허해졌다'고 하는 경우가 여기에 속합니다. 그 증상으로는 식사량 감소, 정신의 명해짐, 무의식중의 정액 누출, 몸의 각 부분에서 느껴지는 통증, 저녁 무렵의 미열, 기온과 상관없는 땀, 가래와 기침 등이 있다고 합니다.

중한 병이 없다면 만성피로는 오랫동안 몸과 마음을 무리하게 써온 결과입니다. 따라서 영양이 풍부한 식사와 휴식을 통해 비장의 기능을 개선하고 부족한 기운을 보충하는 것이 치료의 기본입니다. 과도한 알코올, 카페인, 당분의 섭취는 잠깐의 위안은 될지 몰라도 길게는 피로를 더욱 심하게 하므로 삼가야 합니다. 심호흡과 명상 그리고 반신욕 같은 이완요법은 팽팽하게 당겨진 몸과 마음의 긴장을 풀어줍니다. 여기에 잠시라도 빡빡한 일상을 떠나 나를 추스르고 재충전하는 시간을 갖는 것은 피로의 회복과 함께 몸과 마음에 새로운 의욕과 활력을 불어넣어주므로 적극적으로 시도할 필요가 있습니다.

만성피로는 단순히 쉰다고 해결되지 않는 경우가 많습니다. 쓰러져 잠만 자는 것보다는 자리에서 일어나 적극적으로 내 안에 잠든 활력을 깨우는 것이 더 효과적인 방법입니다.

> **약차** 황기 4그램, 맥문동 4그램, 인삼 2그램, 오미자 2그램

잠버릇이 안 좋을 때

한의학에서는 건강의 첫번째 조건으로 음양의 조화를 생각합니다. 정신에 있어서는 겉으로 드러난 의식(양)과 그 아래 잠재하고 있는 무의

식(음)이 균형을 이루어야 건강하지요. 우리가 생각하고 판단하며 활동하는 '낮'이 '의식의 시간'이라면 상대적으로 잠을 자는 '밤'은 '무의식의 시간'이라고 할 수 있습니다.

건강상 특별한 문제가 없는데 이를 갈고 코를 골며 유난히 심하게 움직이는 잠버릇은 의식과 무의식의 불균형을 바로잡으려는 생리적인 현상이라고 생각합니다.

그런데 이것이 일시적이거나 가벼우면 별문제가 안 되지만 오래 지속되고 본인은 물론 다른 사람의 수면을 방해할 정도가 되면 뭔가 대책을 마련하는 것이 좋습니다.

잠버릇이 안 좋은 분들을 보면 몸에 불필요한 긴장이 있는 경우가 많습니다. 가벼운 운동, 요가와 명상 그리고 심호흡을 통해 몸에 남아 있는 긴장을 풀어주는 것이 좋습니다.

식단도 자극적이고 맛이 진한 음식보다는 담백한 채식 위주의 식단으로 바꾸는 게 좋습니다. 한의학에서는 몸과 정신 그리고 기의 흐름이 서로 영향을 주고받는다고 봅니다. 따라서 먹는 음식과 체조, 스트레칭을 통해 몸을 다스리고, 기의 흐름을 원활하게 해준다면 정신의 균형을 잡는 데도 많은 도움이 됩니다. 또한 일기를 쓰거나 상담을 통해 알면서도 무시했거나 혹은 모르고 있는 정신의 부조화를 파악할 필요가 있습니다. 이런 경우 자신의 문제를 알고 인정하는 것만으로도 증상이 호전되는 경우가 많습니다.

사람들은 늘 자신이 생각하고 동경하는 자신과 그 이면에 존재하는 또 다른 모습의 자신을 함께 가지고 살아갑니다. 이 두 모습의 화해는 어쩌면 평생의 화두일지도 모르지요. 하지만 조금만 관심을 기울인다면 당장 내 험한 잠버릇 때문에 고통받는 옆 사람을 편하게 만들어줄 수 있습니다.

약차 향부자 4그램, 복령 4그램, 산조인 4그램, 감초 2그램

지압 눈꼬리 끝에 오목한 부분과 목덜미 및 어깨를 고루 눌러주면 몸의 불필요한 긴장이 풀어집니다. 또한 안쪽 손목주름에서 4~5센티미터 위에 있는 내관혈과 새끼손가락 아래쪽으로 손목이 접히는 부분에 있는 신문혈 주위를 눌러주면 심장이 편해집니다.

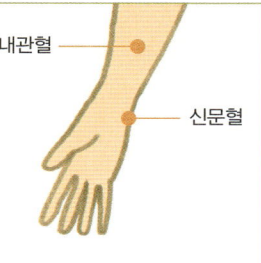

내 몸과 친해지는 생활한의학
ⓒ 김형찬 2012

1판1쇄 2012년 2월 21일 **1판2쇄** 2012년 12월 10일

지은이 김형찬 **펴낸이** 김정순
책임편집 김효근 한아름 **본문 그림** 권재준 **디자인** 김진영 홍지숙 **마케팅** 김보미 임정진 전선경

펴낸곳 (주)북하우스 퍼블리셔스 **출판등록** 1997년 9월 23일 제406-2003-055호
주소 121-840 서울시 마포구 서교동 395-4 선진빌딩 6층 **전화번호** 02-3144-3123
팩스 02-3144-3121 **전자메일** editor@bookhouse.co.kr **홈페이지** www.bookhouse.co.kr

ISBN 978-89-5605-571-8 13510

이 도서의 국립중앙도서관 출판도서목록(CIP)은 홈페이지(http://www.nl.go.kr/ecip/index.php)
에서 이용하실 수 있습니다.(CIP제어번호: CIP2012000162)